辽宁省优秀自然科学著作

病毒性肝炎防治的若干问题

安煜致　罗小克　张秉琪　主编

辽宁科学技术出版社

沈　阳

图书在版编目（CIP）数据

病毒性肝炎防治的若干问题 / 安煜致，罗小克，张秉琪主编. —沈阳：辽宁科学技术出版社，2014.8
（辽宁省优秀自然科学著作）
ISBN 978-7-5381-8783-0

Ⅰ.①病…　Ⅱ.①安…　②罗…　③张…　Ⅲ.①病毒性肝炎—防治—问题解答　Ⅳ.①R512.6-44

中国版本图书馆CIP数据核字（2014）第182990号

出版发行：辽宁科学技术出版社
　　　　　（地址：沈阳市和平区十一纬路29号　邮编：110003）
印　刷　者：沈阳新华印刷厂
经　销　者：各地新华书店
幅面尺寸：185mm×260mm
印　　张：10
字　　数：216千字
印　　数：1~1000
出版时间：2014年8月第1版
印刷时间：2014年8月第1次印刷
责任编辑：李伟民　陈　刚
封面设计：嵘　嵘
责任校对：尹　昭

书　　号：ISBN 978-7-5381-8783-0
定　　价：30.00元

联系电话：024-23284360
邮购电话：024-23284502
http://www.lnkj.com.cn

内容提要

　　病毒性肝炎，尤其是乙型病毒性肝炎是当今危害人民健康的罪魁祸首之一，其实它还是脂肪肝、肝纤维化、肝硬化和肝癌以及许多并发症的祸根。本书的出发点是向乙肝为主的肝炎和相关疾病的患者和家属，解答他们在诊治过程中积累的、最关心的问题；介绍这些疾病的有关知识，以及这些疾病的相互演变的关系；介绍这些疾病的诊断手段和中西医治疗方法，包括药物、有效经验处方、调养以及预防知识；并介绍近年来这方面的进展。为了让缺乏医学基础知识的广大群众掌握更多的相关知识，集中通过248个问题的问答，重点介绍实用知识，包括帮助解决看懂化验单等具体问题。本书条理明晰，深入浅出，适合相关的患者、家属、广大群众以及基层医护人员阅读。

前　言

肝炎患者的疑问请在这里找解答

小小肝炎，麻烦多多

乙型肝炎是我国发病率很高的疾病，若不予治疗，其发展将是肝纤维性变、肝硬化以及肝癌。我国肝癌发病率高，正是与乙肝发病率高的基础有关。除了乙型肝炎，还有甲型、丙型、丁型、戊型这些传染性肝炎，此外，酒精性肝炎、中毒性肝炎在我国也有着不可忽视的人群，这些疾病将可能发展为肝硬化和肝癌，必须警惕。

异军突起的脂肪肝不可小视

近年来，随着饮食结构的改变和生活紧张度的增加，脂肪肝已经成了时尚病，队伍越来越大。脂肪肝是吃出来的还是懒得动的缘故？不管什么原因，不给予高度的重视和积极治疗，发展结果将可能是比肝炎更可怕的肝硬化和肝癌，这绝不是夸张。

严重的问题在于许多人还缺乏相关的知识

对于肝炎的发展过程还没有被更多的人所了解，积极治疗肝炎还是当前的难题之一，新的药物不断出现，很多患者和家属都想较为系统地了解这些知识。甚至许多患者和家属都反映，当拿到一张化验单时，被一些英文字母弄得心烦意乱，摸不着头脑。由于对肝炎及相关疾病的不了解，道听途说地得知一些片面的知识，会对患者或家属产生许多不应有的、负面的影响，直接影响治疗。

这本书的目的就是为了解答这些问题

本书从患者和家属的实际需要出发，从介绍肝脏的结构与生理功能开始，介绍乙肝及其他各种病毒性肝炎、酒精性肝炎、中毒性肝炎、脂肪肝、肝纤维性变、肝硬化以及肝癌等疾病的相关知识，并介绍这些疾病之间的相互演变关系，介绍这些疾病的中西医治疗方法和相关药物，以及这些方面的最新进展，也帮助解决具体问题，其中包括看懂化验单。

掌握相关知识，可增强信心，更好地配合医生，以达到良好的治疗效果。本书采用问答式的叙述，通过248个问题的回答，重点突出了要了解的知识。此外，对个别病种还提供了典型病例，以便于更好地理解。愿本书的发行能为更多的人带来裨益。

安煜致

2011年8月于辽宁医学院附属第一医院

目　录

第1章 了解肝炎要先了解肝脏的结构和功能

第1节 肝脏在人体的部位和结构

本书讨论的内容，是有关病毒性肝炎、酒精性肝炎、中毒性肝炎、脂肪肝与肝癌的相关问题。在讨论这些题目之前，要先了解一些肝脏相关的知识，这对于更好地了解这些病很有必要。

肝脏是人体最大的实质性脏器，也是最大的腺体，具有许多复杂的功能。现在，首先让我们了解一下，究竟肝脏是在身体的什么地方。

1. 肝脏的位置和结构有哪些奥妙

我们的身体除了四肢和头颅，就是躯干了，而躯干里面就安装着各种器官。在躯干的胸部下方，有一片由肌肉组成的膜，叫做横膈膜，它把躯干分为上下两个空腔：上面的空腔叫作胸腔，里面装有心脏、肺脏、大动脉等；下面的空腔叫作腹腔，里面装有包括肝脏、胃、胰腺、大肠、小肠、肾脏、子宫、卵巢、输卵管和膀胱等器官。

从体表看肝脏

肝脏的大部分位于右季肋部和上腹部，小部分位于左季肋部。肝脏把膈肌推向上方，从腹腔看膈肌的顶部，是一片向上隆起的、天幕样的结构，叫作穹隆，因此，肝脏的上界与膈穹隆一致。从体表看，成人的肝上界一般在锁骨中线交于第6肋间水平。肝脏的大部分为肋弓所覆盖，仅在上腹部的左、右肋弓之间露出一小块，贴靠腹前壁，所以正常的肝脏从腹壁上是摸不到的。在成人，如果肝上界的位置正常，而于右肋缘下触及肝脏，便可定为肝脏增大，属于病理性肝肿大。小儿的肝脏下界可低于肋弓。由于肝上面的冠状韧带与膈肌紧密相连，所以当呼吸时，肝可随膈肌的运动而上下移动，升降可达2~3cm。当腹上部以及右季肋区受到暴力打击或肋骨骨折时，可导致肝脏破裂。

肝脏脏面面观

肝脏的右侧端圆钝厚重，左侧端窄薄呈楔形，有上、下两面，前、后、左、右四个缘。上面隆起贴于膈下面，由镰状韧带分为左、右两叶；下面略凹，邻接胃、胰腺等附近脏器，下面有左右纵沟及横沟，右侧沟窄而深，沟前部有肝圆韧带，右纵沟阔而浅，前部有胆囊窝，装着胆囊，后部有下腔静脉窝通过下腔静脉。横沟内有门静脉、肝动脉、肝管、神经及淋巴管出入，称之为肝门。

肝脏的近邻

肝脏也有自己的邻居。肝脏的邻近脏器有：左叶上面隔着膈肌，与心包和心脏相邻；右叶上面隔着膈肌与右胸膜腔和右肺相邻，因此，当肝脏右叶患脓肿时，有时可侵蚀膈面而波及右胸膜腔和右肺。右叶后缘内侧邻近食道，左叶下面接触胃前壁，方叶下接触幽门，右叶下面前边接触结肠右曲，中部近肝门处邻接十二指肠。后边接触右肾和肾上腺。当肝脏发生癌症时，周围的邻近器官都可能受累。

肝脏有多重

我国成年人的肝脏重量，男性为1 230～1 450g，女性为1 100～1 300g，占体重的1/50～1/40。在胎儿和新生儿时期，肝的体积相对较大，可达体重的1/20。我国人的肝长径×宽径为25cm×15cm。肝脏有丰富的血液供应，呈现棕红色，质软而脆。

用显微镜看肝脏

肝脏是由无数个肝小叶、汇管小叶与肝腺泡组成的。肝小叶主要由肝细胞和肝血窦组成；汇管小叶是指每三个肝小叶呈三角形排列而形成的边角缝隙，主要由胆管和血管构成；肝腺泡实际上是汇管小叶深入到肝小叶的血管终末端和胆管、神经分支组成。

肝脏有25亿个肝细胞，是肝脏这座人体化工厂的工人，也是肝脏的功能基础。除了肝细胞，在肝细胞的间隙中，还有4种细胞：内皮细胞、库普弗细胞、星状细胞和隐窝细胞。它们就像工厂里的维修、运送和保安人员一样，在这个复杂庞大的机构里，承担着不同的职责任务。

肝脏靠胆管向肠内输送胆汁

肝脏的胆管系统结构：肝腺泡的末梢胆管汇集成小叶胆管，几个小叶胆管再汇集成肝叶胆管，肝叶胆管终于汇集成左、右肝叶的胆管，分别叫作左、右肝胆管；左、右肝胆管在肝门处合成总肝管；总肝管向下行，与胆囊管合并成总胆管，经十二指肠乳头进入十二指肠。

肝脏是人体重要的化工厂

以上的介绍对于许多人来说可能不易理解，但可以打个比方，人们常把肝脏比喻为人体最大的化工厂和仓库，肝小叶就是工厂里的最小工作单位——车间，肝细胞就像一个个技术工人，汇管区就是工厂里的物流传输系统，而肝腺泡就是车间里的传送带。

2. 肝脏的血液供应与其他器官有什么不一样

人体的脏器都有动脉供应血液，动脉分成许多毛细血管与组织交换氧气、营养物和废物，然后由静脉把交换后的血液运回去。肝脏的血液循环结构与其他器官不同，它有两套循环结构。

肝脏有与其他器官相同的体循环系统的一部分：这是属于上面提到的、体循环系统中的肝动、静脉系统。肝脏的动脉血来自肝动脉，肝动脉是由体循环系统中腹腔动脉分支，给肝脏细胞带来了发自心脏的、充分氧合及营养的血液。

与其他器官不同的是肝脏还有门静脉血液循环系统：门静脉是来自胃肠道的另一套

静脉血管，它的血液来自整个消化道，含有从消化道吸收的各种营养成分，同时也含有各种人体并不需要的外来异物，这些异物包括一些有毒物质。这些营养成分及对身体会产生危害的外来异物，都经由门静脉运送到肝脏，接受肝脏细胞分门别类的处理。其中营养成分经处理后，被利用为维持身体所需的营养素，外来异物则经处理、破坏，没有毒性后才被排除掉。

因为有两套血液循环系统，小小的肝脏，每分钟的血流量可达1 000mL。

3. 门静脉在血液循环中有什么特点

人体的血液循环是从心脏出发，经大的动脉到小的动脉，再到毛细血管，在这里进行氧气、二氧化碳、营养素以及代谢废物的交换，然后经小的静脉、再到大的静脉，最后回到心脏，这套系统叫作体循环。门静脉是由来自胃肠的小静脉汇合而成的，进入肝脏以后，再不断分支，它的终末分支在肝内扩大为静脉窦，是肝小叶内血液流通的管道。门静脉系统是来自心脏的肝动脉系统以外的另一套循环系统。门静脉主要收集消化道的静脉血，营养最丰富，成为肝脏这所加工厂的原料专用线。

由于接受门静脉和肝动脉的双重血液供应，肝脏有着极为丰富的血管网。

4. 肝细胞的结构有什么特点

作为人体化工厂的肝脏细胞，在结构上也有着与其特殊功能相适应的特点：

（1）肝细胞表面有大量的微绒毛，增大了与血窦的接触面，有利于物质的交换与转运；

（2）细胞膜具有较高的通透性，为肝细胞内外的物质交换提供了重要通道；

（3）细胞内线粒体丰富，线粒体是人体能量代谢的化学反应场所，葡萄糖、氨基酸、脂肪酸等代谢终极物质都要在这里氧化而产生能量，为肝细胞代谢过程提供了能量保证；

（4）细胞有丰富的粗糙面内质网、光滑面内质网和高尔基复合体等结构，这些特殊的结构为各种蛋白质和酶的合成、药物和毒物等的生物转化、解毒提供了场所；

（5）肝细胞含有很多的酶系，酶是人体生物化学反应的中间物质，而且有些酶是唯有肝脏才有或其他组织含量极少的，为肝细胞进行众多的、复杂的物质代谢与加工提供了有利的条件。

5. 肝脏属于消化系统吗

大家都知道，通过食道的食物，贮存在胃内，经过研磨与胃液混合后，逐渐进入小肠，再与胆汁、胰液和肠液混合，经过消化后由小肠吸收营养，再经大肠吸收水分，所以食道、胃、小肠、大肠都属于消化系统。肝脏是不是也属于消化系统呢？这就不好说了。其实，肝脏也是主管身体消化功能的器官之一，而且是十分重要的消化器官。因为食物在胃肠内的消化，必须有胆汁的参与才能完成，而生成、分泌和运输胆汁的器官就是肝脏和胆管，不然食物就不会被吸收和利用。更重要的是食物在通过胃肠消化后，养分会在肠道中被吸收，这些养分都必须输送到肝脏去处理和贮存，吸收的毒物要由肝脏来完成解毒，胃肠和肝脏彼此间有着密切的协调和配合，所以肝脏理所当然地也属于消化系统的一部分，也因此肝脏的疾病也是消化系统疾病之一。肝脏功能良好是有好食欲的前提，一旦肝脏出了毛病，常常第一个症状就是食欲不振。

第2节　肝脏是做什么用的

6. 肝脏是人体的化工厂

人体的生命过程也是生物化学反应的过程。人体内许多的生物化学反应主要都是在肝脏进行的，所以肝脏有人体化工厂的美称，也说明了肝脏有好多重要的功能，这些主要的功能有：免疫防御功能、解毒功能、新陈代谢功能、分泌胆汁功能、造血藏血和调节血量功能、凝血、止血功能和再生功能等，这些功能将一一分述如下。

7. 肝脏的免疫功能是怎么回事

人体有一套名叫"网状内皮系统"的结构，是专门用来保卫人体的，如白细胞、淋巴细胞、巨噬细胞等，还有名目繁多的抗体。那么肝脏的免疫有什么细胞呢？

肝脏的免疫功能是由一种叫库普弗（Kupffer）细胞所主导的，这些细胞像警察一般，分布在血管窦的内壁，具有捕捉从肠管吸收进来的异物的强大能力。凡是不属于身体本身的外来异物，包括细菌、病毒、抗原，都会被吞噬而被消灭掉，这就是库普弗细胞保护人体的功能，可免受外来因素的侵袭和攻击，所以说它是人体"防卫系统"的一部分，成为肝脏细胞的"守护神"。在消灭外来异物的同时，还把外来异物的抗原性记录下来，并汇报给免疫信息细胞，从而产生相应的抗体，当再有这种异物入侵时，免疫系统还能识别这种抗原，并调动相应的抗体来中和这种抗原，达到消除异物的目的。这种抗体就是免疫球蛋白，是根据上次吞噬抗原时获得的信息，经过复杂的转递后，由肝脏和淋巴结制造的。所以当肝脏有病时，检测免疫球蛋白成为检测肝脏功能之一。

8. 什么是肝脏的"解毒功能"

人体内外许多物质，如物质代谢过程中产生的各种生物活性物质、代谢终末产物、从体外进入机体的各种异物（如药物、毒物、食品添加剂等），以及从肠道吸收的腐败产物等都会进入肝脏。这些物质不仅大多不能被机体利用，而且有些物质还会对机体产生毒害作用。因此，机体必须将它们直接排出体外，或者将它们进行生物转化后再排出体外。肝脏在生物转化过程中起着非常重要的作用，肝脏是生物转化的核心器官。肝内生物转化过程是通过第一相反应或（和）第二相反应，使脂溶性较强的物质获得极性基团，增加水溶性以利于从肾脏排出。

第一相反应

所谓第一相反应包括氧化、还原及水解等化学反应。参与氧化反应的酶系主要有 3 种：肝细胞微粒体中的单加氧酶系（亦称混合功能氧化酶，如细胞色素 P450 酶系）、线粒体中的胶氧化酶系及线粒体和胞质中的脱氢酶系；参与还原反应的酶主要是位于肝细胞微粒体中的硝基还原酶和偶氮还原酶；水解反应主要是通过酯酶、酰胺酶及糖苷酶等水解酶分别使酯类、酰胺类、糖苷类水解。多数第一相反应主要是在肝细胞的微粒体进行。当然，有许多物质虽然经过第一相反应，但其极性变化不够大，须再进行第二相反应。

第二相反应

第二相反应又叫作"结合反应"。肝内许多物质可直接与强极性的物质结合，如葡萄糖醛酸、硫酸、甲基、乙酰基等结合，有些物质则须先经过第一相反应后再与上述结合剂结合。当这些物质经肝脏处理后，水溶性加大，生物活性或毒性减小，易于随胆汁或经肾脏排出体外，所以这一过程也称为结合解毒。

除生物转化外，肝脏还可将药物经胆汁排泄，分子量大于 400 ~ 500 的药物，可直接从胆汁排泄，分子量小于 300 的药物，多进入血液循环从肾脏排泄。一般情况下，许多药物、毒物或肠道腐败产物等经肝脏生物转化后，其毒性或生物活性减弱，所以，可以把肝脏看作一个解毒器官。但也有一些物质，特别是某些药物通过生物转化后，其活性或毒性反而增强，比如催眠药水合氯醛经肝脏还原作用后转变为三氯乙醇，其催眠作用反而加强了；异烟肼经乙酰化后变成异烟酸和乙酰肼，乙酰肼与肝内的大分子共价键结合，可造成肝细胞坏死；某些外源性物质如苯并芘，还是在肝脏内经生物转化才成为致癌物的。

9. 肝脏为什么会有解毒功能

肝脏的解毒作用可归纳为以下作用机制：

（1）化学作用：肝脏有氧化、还原、分解及结合等作用，其中结合作用是肝脏解毒最重要的方式。毒物与肝内物质结合变成无害物质后排出。

（2）分泌作用：一些重金属如汞及来自肠道的细菌，可经胆汁分泌排出。

（3）蓄积作用：某些生物碱如吗啡可蓄积于肝脏，然后逐渐小批量释出，减轻中毒程度。

（4）吞噬作用：细菌、染料及其他颗粒性物质，可被肝脏的星状细胞吞噬消化。因此肝脏具有防御作用。

10. 什么是肝脏的新陈代谢功能

肝脏具有对各种营养素新陈代谢的功能，代谢能去除各种毒素，帮助食物消化和吸收及保护身体免受外来抗原的侵袭和伤害等功能。生物化学检验时，我们可以利用各种生物化学方法的检验，检查出病人的肝脏细胞是否受损伤、受伤的程度怎样、胆道有否受到阻塞、以及肝脏网状内皮系统的防卫功能的损伤程度等。

营养素的吸收与储存

肝脏在人体营养方面究竟有什么功能？要维持一个人的基本生命活动，需要两大要素，就是各种营养素和氧气。氧气来自空气中，营养素主要从食物中来。所谓三大营养素，就是碳水化合物、蛋白质和脂肪。当食物进入口中，经食道、胃、十二指肠、小肠、大肠时，各种营养素在肠管中被消化后，由肠壁吸收摄取而送到肝脏。在肝脏肝细胞中就把这些营养素进行转换，变为身体各器官组织所需要的物质或成分，准备让各器官组织来利用。所以，肝脏主掌身体内三大营养素新陈代谢的功能。

对三大营养素的利用与改造

吃进人体的三大营养素，经过肠道消化后，都以最基本的形式吸收，如糖分解成葡萄糖后才被吸收，脂肪须分解成脂肪酸与甘油后被肠壁吸收，在肠壁内重新合成脂肪分子，以脂肪乳糜粒的形式进入血液。蛋白质则需分解成氨基酸后才被吸收，然后进入门静脉血液，送到肝脏。

肝脏具有许多复杂的生理功能，足以完成这些代谢。肝脏能将葡萄糖氧化产生能量，也能将多余的葡萄糖合成肝糖原予以贮存。肝脏能氧化脂肪，在人体各部分缺氧状态下氧化脂肪时，脂肪只能变成酮体，肝脏能把这些酮体重新合成糖原并贮存下来。肝脏能把各种氨基酸按需要组合成各种蛋白质，这包括抗体的合成，血液中的白蛋白和约一半的球蛋白都是在肝脏合成。

处理废物

肝脏能处理多余的内分泌素。如肾上腺素与性腺类固醇激素的还原与结合也是通过肝脏来完成的。如将代谢废弃物先做无害处理，再排出体外；又如把摄入的有毒苯甲酸与乙氨酸结合成无毒的马尿酸，再由肾脏排出；血液中的氨也是有毒的，肝脏把它们合成无毒的尿素再予排出。此外，如许多药物与毒物的解毒作用也在肝脏进行。

肝细胞不但利用由消化系统吸收来的营养素生成身体各部结构所需的成分，也执行把这些营养素用来为人体各器官结构的成分进行更新，或在各器官间成分互相转换的工作，这也由肝细胞来完成。所以当肝脏出现疾病时，不仅器官组织的更新受到影响，也影响肝脏原有的生物化学作用，影响把废物和毒物经循环系统带到肾脏而排出体外。

11. 肝脏是糖类代谢中的调节器和贮存库

肝脏可把肠道吸收的葡萄糖合成肝糖原并贮藏起来。当血液中葡萄糖含量升高时，则由肝脏摄取，合成肝糖原贮存起来；反之，当血液中葡萄糖含量降低时，还是由肝脏把肝糖原分解，释放出葡萄糖，这样，肝脏实施了调节血液葡萄糖含量的功能，根据人体的需要使葡萄糖维持在最合适的浓度，所以说肝脏是血糖的调节器。当然，肝脏维持葡萄糖含量的水平，还涉及诸多激素的作用，如胰岛素、升糖素及肾上腺素等，以及人体当时所处的特定环境所决定的情绪与神经因素。糖尿病患者胰岛素分泌功能失常时，若肝脏功能也失常，控制血糖的功能会失常更甚，病情会更加恶化，故糖尿病患者更要维持肝功能正常，这一点很重要。

12. 肝脏也是脂类代谢中的调节器和贮存库

什么是脂类和类脂

脂类分为脂肪、类脂和固醇。类脂就是类似脂肪的一类物质，主要是指在结构或性质上与油脂相似的天然化合物。它们在动植物界中分布较广，种类也较多，主要包括蜡、磷脂、萜类和甾族化合物等。类脂的主要生理功能是作为细胞膜结构的基本原料，如糖脂、磷脂等，约占细胞膜重量的50%。固醇又称甾醇，固醇类化合物广泛分布于生物界。用脂肪溶剂提取动植物组织中的脂类，其中常有多少不等的、不能为碱所皂化的物质，从结构上看，它们都以环戊烷多氢菲为基本结构，并含有醇基，故称为固醇类化合物。胆固醇是高等动物细胞的重要组分。它与长链脂肪酸形成的胆固醇酯是血浆脂蛋白及细胞膜的重要组分。植物细胞膜则含有其他固醇，如豆固醇及谷固醇。真菌和酵母则含有菌固醇。胆固醇是动物组织中其他固醇类化合物如胆汁醇、性激素、肾上腺皮质激素、维生素D_3等的前体。

肝脏主管脂类的代谢与调节

当身体需要利用脂肪时，必先将它运送到所需要的组织处，这以前要由肝脏先将中性脂肪水解成甘油及脂肪酸。动用脂肪的情形只有两种：

（1）细胞葡萄糖的供应量降低时，比如当饥饿而葡萄糖又供应不足时，可因α-磷甘油的含量减少，使中性脂肪合成减少而有利于脂肪的水解。

（2）脂肪酸的运输，是以脂肪酸与蛋白质结合为脂蛋白的形式运送的。实际情况是每个分子的极低密度脂蛋白、低密度脂蛋白与3个脂肪酸分子结合，还有中性脂肪和胆固醇等，这就是大家熟知的甘油三酯。极低密度脂蛋白和低密度脂蛋白是由肝脏细胞所制造的，若肝脏功能不好的人，这些蛋白合成受限，利用脂肪的功能也会受到影响。

脂肪的分解和贮存是受到肝脏调节的，所以肝脏也是脂肪代谢的调节器和贮存库。但调节的能力有限，当脂肪被活化而加速脂肪水解时，脂肪酸的运输任务会加重，当更多的脂肪酸出现在血液中时，脂肪便堆积在肝脏，脂肪肝就形成了。

13. 脂蛋白有哪些种类

脂蛋白是人们熟知的名字，上一节已介绍过脂蛋白的一些性质。脂蛋白的种类有：

（1）极低密度脂蛋白：含有高浓度的中性脂肪，中等浓度的磷脂类；

（2）低密度脂蛋白：中性脂肪含量较低，而胆固醇含量则极高；

（3）高密度脂蛋白：含有50%的脂蛋白，脂类的含量则较少，所以就品质而言，是最好的脂蛋白。因为高密度脂蛋白是最好的脂蛋白，血液中含此类脂蛋白少的人容易发生心血管疾病。所以许多人看到化验单上高密度脂蛋白数值高，就很高兴；而极低密度脂蛋白和低密度脂蛋白则被称为坏脂蛋白，因为它们可致动脉硬化，它们的数值上升了，人们就害怕。

当脂肪乳糜微粒在血液中被完全清除后，脂蛋白占血浆脂类的95%以上，脂蛋白是一种小颗粒结构，其组成与乳糜微粒相似，它含有中性脂肪、磷脂类、胆固醇及蛋白质等。蛋白质占脂蛋白分子的1/3或1/4，其余为脂类。脂蛋白的平均血浆浓度为700mg/100mL，其每100mL血浆中各组成分约有：胆固醇180mg、磷脂类160mg、中性脂肪160mg、脂蛋白的蛋白质200mg。

脂蛋白几乎全部在肝脏内合成，因为大部分血浆中的磷脂类、胆固醇、中性脂肪都是由肝脏合成，肝脏将合成的这些物质，用蛋白质与它们结合以便运出，故脂蛋白在运送磷脂类、胆固醇方面更为重要。肝脏功能不好的人，首先是高密度脂蛋白合成受限，就会形成"脂肪肝"。故脂肪肝患者除肥胖外，还是属于营养不平衡的一群。

14. 肝脏是蛋白质的主要供应站

当人体摄食大量鱼、肉、蛋、奶等高蛋白质类食物后，肝脏会增加蛋白质的合成，主要是白蛋白的合成。此外，各种酶也都是蛋白质，也都是在肝脏合成。从某些意义上来说，肝脏是蛋白质的主要供应站。

当摄入蛋白质较多时，会促进游离氨基酸的分解，并分解成氨再转化成尿素排出。若胰岛素分泌正常，也会促进肌肉细胞以及其他脏器合成蛋白质。

人体的大部分必需氨基酸都是在肝脏分解，而支链氨基酸则被移到肌肉细胞中去分解，甲硫氨基酸在很多组织中会分解成胱氨酸。一般地说，氨基酸最后在肝脏进行氧化去氨基作用，这一反应可产生氨，其中大部分由肝脏转化成尿素，由尿排出体外。除脑细胞外，肝脏是唯一制造尿素的器官，因此肝脏有了疾病，血中尿素氮浓度会降低。

人体生物化学中，嘌呤、嘧啶与核糖能合成核苷酸，核苷酸不仅可构成各种辅酶及有关物质，同时也是核糖核酸（RNA）及脱氧核糖核酸（DNA）等遗传物质的成分。我们每天三餐所吃的核酸在肠道先分解成嘌呤及嘧啶后再被吸收，但体内的嘌呤及嘧啶都由氨基酸所合成，其合成工厂主要还是在肝细胞中。

15. 肝脏是人体最大的腺体

肝脏是人体最大的腺体，它的作用是分泌胆汁。胆汁由肝细胞分泌进入胆管，再由胆管引入十二指肠，在进入十二指肠前，尤其是消化活动的"休息期"，胆汁会贮存在胆囊中，并进行浓缩。胆汁中含有胆红素、胆汁酸及多种电解质等物质。

胆道系统从位于肝细胞间最细的毛细胆管开始，经由细胆管、小胆管、左右肝管、肝胆管及总胆管，最后开口在十二指肠处。

胆汁在肝细胞生成后，贮存在胆囊中。当有脂肪性食物通过十二指肠时，甚至开始进食富含脂肪的食物时，就会反射性地刺激胆囊收缩，经过胆管将胆汁排入十二指肠。胆汁在小肠中和胰液与食物混合在一起，帮助食物的消化，这是肝脏为维持人体生命活动所扮演的另一个角色。

16. 为什么吃白色的食物而大便是黄色

这是因为有胆红素的参与。

胆红素原来是血液中的红细胞经过新陈代谢后的废弃物。人体血液中有三种主要成分，即红细胞、白细胞和血小板。其中红细胞负责在肺与组织细胞间进行氧和二氧化碳的交换与运输。红细胞是在骨髓中制造出来的，因为它们的寿命只有120天左右，所以身体中每天有1/120的衰老红细胞被淘汰和处理，同时，每天需要制造出血液中的1/120的新红细胞来补充。

胆红素是血红蛋白的代谢产物，从结构上看，血红蛋白是一个球蛋白分子与一个叫血红素原卟啉Ⅸ环分子的结合体。当陈旧的红细胞被解体后，球蛋白可被析出再利用，血红素原卟啉Ⅸ环则经血液循环带到肝脏，经肝细胞处理成为胆红素。所以，胆红素是衰老红细胞被处理后所产生的废弃物，对身体已没有用处，一定要从身体中排泄出去。

当胆红素在肝细胞中被释放后，经过胆道系统被排到十二指肠，经小肠、大肠后，大部分作为粪便内容物，从肛门排出体外；而有一部分则由肠管吸收而再回到肝脏，其中一小部分经过转换后，经由肾脏从尿中被排泄到体外。由于胆红素必须经过肝细胞和胆道系统处理和排泄，所以当肝细胞受损或胆道有伤害时，处理能力就会降低，而其受伤害的程度就会表现在血清中胆红素的浓度上。因此，可以由测定血清胆红素的浓度，来了解肝细胞或胆道的受伤或阻塞的程度。

17. 你知道神奇的胆汁酸是怎样代谢吗

胆汁的成分中含有胆汁酸，人类胆汁中的主要胆酸是3，7，12-三羟基胆酸和3，7-二羟基胆酸-脱氧鹅胆酸，它们在肝脏细胞中以胆固醇为原料合成，然后与甘氨酸或牛磺酸结合，而成为甘氨胆酸和牛磺胆酸后进入胆汁中，胆汁酸就是这两类结合胆酸的总称；这些胆酸再与钾离子或钠离子结合成为盐类，这个盐类就是胆盐，胆盐是胆酸存在的主要形式。

胆汁中的胆盐实际是以混合物出现，其组成的成分为：水97.0%、胆盐0.7%、胆色素0.2%、胆固醇0.06%、无机盐0.7%、脂肪酸0.15%、卵磷脂0.1%、脂肪0.1%、碱性磷酸盐少许。

胆汁酸和胆红素的性质有很大的不同，胆红素是废弃物，对于身体没有用处，胆汁酸却对身体营养素的吸收扮演着不可或缺的重要角色。胆汁酸在肠管内的作用是将脂质乳糜化，具体说，水和脂肪原是互不相合的两种物质，这是因为脂肪有着很高的表面张力，胆汁酸能减低脂肪的表面张力，于是脂肪便变成可以悬浮在水中的微滴，这样，本来是"连续相"的脂肪变成了"分散相"而分散在连续相的水中，成为乳剂。在乳剂的基础上，脂肪酶才能使悬浮在水中的脂肪小颗粒分解成脂肪酸和甘油，这才能被吸收。所以脂肪的分解中，胆汁酸起着功不可没的作用。此外，胆汁酸还促进A、D、E、K等脂溶性维生素的吸收。

当乳糜化后的脂肪被分解吸收后，完成任务后的胆汁酸大部分在肠管被再吸收，而回到肝脏细胞中参加下一次任务的执行，如此反复循环，这种循环现象叫作胆汁酸的"肝肠循环"。

胆汁酸和胆汁酸盐的总量被称为"胆汁酸池"，正常人的胆汁酸池是稳定的，总共只有 2 ~ 3g。随大便排出的少量胆汁酸和胆盐，可由肝脏不断合成来补充。

当患者在胆道手术安装胆道引流管后，因某些原因不能及时拔除，于是长时间地进行胆汁引流，导致胆盐的大量损失，而合成胆盐的原料如甘氨酸、牛磺酸等的来源不足，病人的消化吸收能力会受到严重影响，体质就会急剧下降，此时应该及时补充胆盐，或将引流出来的胆汁经消毒和浓缩成粉末后，装成胶囊服用，甚至有的患者因限于条件，将胆汁消毒后直接口服，都是很重要的治疗措施。

18. 肝脏的造血、藏血、凝血、止血功能是怎么回事

中医学认为肝是藏血的器官。《内经》中论述有"夫心藏神，肺藏气，肝藏血"之说，此说与现代生理学研究证实的肝能调节血流量和凝血作用很吻合。

肝脏在胚胎时期能制造红细胞，至造血后期，肝内的铁、铜可催化血红蛋白的合成。胎儿出生后，即失去这一功能，交由骨髓完成。此外，肝脏本身储备大量血液，在急性出血时与脾脏相似，可收缩而将大量贮藏的血液挤入血管，起到及时输血的作用，以维持循环血量的平衡。

肝脏在凝血过程中起着重大作用。人体内有 12 种凝血因子，其中除因子 M 与 N（无机钙离子）之外，其余的 10 种凝血因子都在肝脏内合成。比如当血管破裂、血液流出血管时，肝脏制造的凝血酶原首先活化成为凝血酶，凝血酶又作用于纤维蛋白原，使后者迅速转变为纤维蛋白，随即在血小板等的作用下形成血凝块，出血便止住了。

肝脏还可合成抗凝物质肝素。众多不同作用的物质在相互调节作用下，使血液在血管内保持正常的血流状态。

19. 肝脏是人体内唯一保留有再生功能的器官

低等动物当身体部分丢失后，会在原来的部位再长出相应的结构来，这叫作再生。当蜥蜴断了尾巴，可以长出新的尾巴，螃蟹掉了一条腿，还可长出新的腿来。但是在人类漫长的演化过程中已基本丧失了这种功能，唯有肝脏还保留了再生的功能。

肝脏具有旺盛的再生和恢复的能力，由于外伤失去了 3/4 肝脏的人可以存活，也正是由于这一原因，经手术切除肝癌的患者至今生存 10 年以上者不乏其人。

经手术切除肝脏 75% 的老鼠可于 3 周后迅速修复到原来的重量；同样情况的狗需 8 周，而人类则需 4 个月左右。由此可见，肝脏具有其他器官无法比拟的再生和恢复能力。

肝硬化的肝脏、不规则的肝细胞团都是再生的肝细胞。若肝脏内长了大小不等的多个瘤块，或癌肿已使肝脏变形，但只要这些占位性病变不压迫汇管区，只要尚存在 300g 以上健康的肝组织，肝癌患者在消化道方面仍会无明显症状，肝功能也会无太大的异常。反过来也一样，若是肝功能正常，并不能说明肝脏没有病，而只是能代偿而已。

第2章 病毒性肝炎

第1节 病毒性肝炎的一般知识

20. 你对病毒性肝炎知道多少

病毒性肝炎是由肝炎病毒感染引起的一组以肝脏受到损害为主的传染病，根据病原学诊断，目前已明确的肝炎病毒有5种，即甲、乙、丙、丁、戊型肝炎病毒，分别引起甲、乙、丙、丁、戊型病毒性肝炎，即甲型肝炎、乙型肝炎、丙型肝炎、丁型肝炎和戊型肝炎（也有报道还有第6种叫己型肝炎，还有待更多的研究）。我国是病毒性肝炎、特别是乙型病毒性肝炎（简称乙肝）高发的国家，主要是病毒携带者。由于乙肝疫苗的应用和普及，乙肝的发病率已显著降低，但目前尚有乙肝病毒携带者9 300万。由于病毒性肝炎，尤其是乙肝的患者中部分有可能进展为肝硬化甚至肝癌，所以广受重视。

科学证实乙肝的传染途径主要是血液传染，而不是消化道传染，一般的接触不会引发传染，但许多人在这方面的认识有误，形成过度恐惧。

从2009年开始，国家人事部和卫生部联合发文要求在招生、招工、公务员招聘等体检中不检查乙肝相关项目。这就是说，原本一般接触不会引发传染的人群，因为过度限制而使很多人在入学、就业及社会生活中蒙受了不应有的歧视，而今已得到理顺。在这个条例中列出的"有碍食品安全的疾病"中，也并未出现"乙型病毒性肝炎"的字样，说明消化道传染的途径并不存在。

21. 肝炎化验单上的那些英文字母是什么意思

大家都知道，病毒性肝炎的病原是病毒，了解肝炎病毒的知识对于了解病毒性肝炎非常重要，但这些知识的专业性较强，无论写得怎样通俗，也要反复地理解才能弄懂。对于患者和家属来说，最难的还是在阅读化验单时的那些英文字母，因此，先在这里做以介绍：

（1）H：是英文 Hepatitis 第一个字母，Hepatitis 的意思是肝炎，所以 H 指的就是肝炎；

（2）A、B、C、D、E：分别代表甲、乙、丙、丁、戊的顺序号，也代表甲型到戊型5种类型的肝炎；

（3）V：是病毒的英文 virus 的第一个字母，代表病毒；

（4）s：是英文surface的第一个字母，surface是表面的意思，所以s代表"表面"；

（5）e：代表e抗原；乙肝的抗原除了e抗原和表面抗原以外，还有c抗原；

（6）c：代表核心抗原的；

（7）Ag：是英文Antigen的缩写，Antigen的意思是抗原，所以Ag代表抗原；

（8）Ab：是英文Antibody的缩写，Antibody的意思是抗体，所以Ab代表抗体；

（9）IgM：是免疫球蛋白M的英文Immunoglobulin M的缩写，免疫球蛋白有G、M、A、E等多种。

熟悉了以上的英文字母后，您在看化验单时就不难明白：

HBsAg是乙型肝炎表面抗原；

HBeAg是乙型肝炎e抗原；

抗-HBs是乙型肝炎表面抗体；

HDAg是丁型肝炎抗原；

抗-HBcIgM中的IgM指的是免疫球蛋白M，所以，抗-HBcIgM可读成乙型肝炎核心抗原的免疫球蛋白M。顺理可以较容易地读出各种标记的名称。

一般地说，出现某种肝炎病毒的抗体，是提示对这种病毒具有免疫性，就像接种乙肝疫苗后，出现抗-HBs，有的人见到（+）就害怕，其实没有必要，有的是好事。所以对于化验单上的（+）要具体分析。

22. 不要被病毒性肝炎的病原体种类多吓到

病毒性肝炎是由病毒感染引发的疾病，这些病毒可分为甲、乙、丙、丁、戊5型，按照国际通用的办法，分别用英文字母A、B、C、D、E来表达，以下将对这些病毒逐一做介绍。

此外，还有己（F）型和庚（G）型肝炎病毒。1993年在东京召开的第八届国际病毒性肝炎及肝病学术会上提出了F型肝炎病毒（简称己肝病毒）的存在，但该病毒至今尚未分离成功。1995年8月28日～9月3日召开的第三届国际丙型肝炎及相关病毒会议上，美国人报道，采用分子生物学技术在1名输血后非甲型、乙型、丙型、丁型、戊型肝炎患者血浆中，发现了1个新的黄病毒样核糖核酸（RNA）序列，暂称之为庚型肝炎病毒（HGV，简称庚肝病毒），是否引起病毒性肝炎尚未定论，此处暂不予讨论。

23. 具有消化道传染性的甲型肝炎病毒（HAV）

甲型肝炎病毒是一种RNA（核糖核酸）病毒，属微小核糖核酸病毒科，是直径约27nm的球形颗粒，由32个壳微粒组成对称的20面体核衣壳，内含线型单股RNA。HAV只有一个血清型，因此，只有一个抗原抗体系统，包括HAV与抗-HAVIgM和HAVIgG。HAV在体外抵抗力较强，耐酸碱，室温下可生存1周，在-20℃条件下可存活数年，而传染性不变，能耐受60℃ 30min，100℃ 1min，紫外线或甲醛可将其灭活。这种病毒可以经消化道传染。

24. 危害最严重的乙型肝炎病毒（HBV）

乙型肝炎病毒是一种DNA（脱氧核糖核酸）病毒，属嗜肝DNA病毒科，是直径42nm的球形颗粒，又名Dane颗粒，有外壳和核心两部分。外壳厚7～8nm，有表面抗原（HBsAg），核心直径27nm，含有部分双链部分单链的环状DNA，DNA聚合酶，核心抗原及e抗原。乙肝病毒核酸（HBV DNA）的基因组约含3 200个碱基对。长链的长度固定，有一缺口（nick），此处有一种酶叫作DNA聚合酶；短链的长度不定。当HBV复制时，内源性DNA聚合酶修补短链，使之成为完整的双链结构，然后进行转录。

乙型肝炎患者血清在电子显微镜下观察可有3种颗粒：①直径22nm的小球形颗粒；②管状颗粒，长约100～700nm，宽约22nm；③直径为42nm的大球形颗粒，即Dane颗粒。小球形颗粒及管状颗粒均为过剩的病毒外壳，含表面抗原；大球形颗粒为完整的HBV颗粒。HBV抵抗力较强，但65℃ 10h、煮沸10min或高压蒸汽均可灭活。环氧乙烷、戊二醛、过氧乙酸和碘伏等有较好灭活效果。这种病毒主要经血液和体液传播。

25. 乙型肝炎病毒有哪些抗原

在当前流行的病毒性肝炎中，乙型肝炎是主要的、也是最多的一种，而乙型肝炎的抗原也最复杂，了解乙型肝炎的抗原对于其诊断和治疗都很有用。乙型肝炎的抗原有表面抗原、e抗原、核心抗原等几种，此外，各种抗原还有相对应的各种抗体。这些知识，对于诊断和治疗都很重要。以下将分别做介绍。

26. 什么是乙型肝炎的表面抗原（HBsAg）和表面抗体（抗–HBs或HBsAb）

成人感染HBV后1～12周，丙氨酸转氨酶（ALT）升高前，即可由血中测到乙肝表面抗原（HBsAg），一般持续4～20周，至恢复期消失，但病毒携带者和慢性肝炎患者可长期存在。HBsAg本身没有感染性，但有抗原性，能刺激机体产生抗–HBs，也就是乙肝表面抗体。在HBsAg自血中消失后数周至数月，可自血中测到抗–HBs，抗–HBs出现后其滴度逐渐上升，并可持续存在多年。抗–HBs阳性表示该人体对HBV有免疫力，可见于乙肝病毒感染恢复期或乙肝疫苗接种后。近期感染者所产生的抗–HBs属IgM，而长期存在血中的为抗–HBsIgG。

27. 什么是乙型肝炎e抗原（HBeAg）和e抗体（抗–HBe）

e抗原（HBeAg）是以隐蔽形式存在于乙肝病毒核心中的一种可溶性蛋白，在感染乙肝病毒后，HBeAg可与HBsAg同时或稍后出现于血中，其消失则稍早于HBsAg。HBeAg持续存在提示有慢性化倾向。HBeAg仅存在于HBsAg阳性者的血液中，是提示病毒活动和复制的重要指标，说明传染性强。抗-HBe 在 HBeAg 消失后出现，称为 HBeAg 血清转换，提示病毒复制多处于静止状态，传染性降低，但也有少数病人 抗-HBe（+），但 HBV DNA 阳性，病毒仍有活动，仍具有传染性或肝炎活动，不能认 为抗-HBe（+）就万事大吉。

28. 什么是乙型肝炎核心抗原（HBcAg）和核心抗体（抗-HBc）

乙型肝炎核心抗原（HBcAg）主要存在于病毒颗粒的核心，游离在血液中的 HBcAg 极少，常规检查一般检测不到。肝组织中的 HBcAg 主要存在于受感染的肝细胞核内。 由于 HBcAg 的抗原性很强，几乎所有的 HBV 感染者均可查出抗-HBc。抗-HBcIgM 在发 病 1 周即可查到，多持续半年。抗-HBcIgM 阳性提示急性期或慢性肝炎急性发作，提示 病毒复制。抗-HBcIgG 出现晚，持续时间长，甚至终身。由于一般检测方法查不到 HB-cAg，所有临床上不做检查，而只查"两对半"（即 HBsAg、抗-HBs；HBeAg、 抗-HBe；抗-HBc）。

29. 什么是乙肝病毒脱氧核糖核酸（HBV DNA）

乙肝病毒 DNA 就是指乙肝病毒脱氧核糖核酸。血液中 HBV DNA 主要存在于病毒颗 粒（Dane 颗粒）内，HBV DNA 阳性是病毒复制和传染性的直接指标，也是乙肝患者需 要做抗病毒治疗的依据，HBV DNA 定量检测是判断病毒复制程度、传染性强弱和抗病 毒治疗疗效的重要依据。目前已广泛应用于临床诊断治疗中。

乙肝病毒 DNA 正常值范围是以 10^3 为单位的，当乙肝病毒 DNA $< 10^3$，即相当于 1 000 个病毒核酸 copies / mL 血（或 $< 1 \times 10^3$ copies/mL 是正常值，因为每个医院乙肝病毒 DNA 检测仪器可能有所不同，乙肝病毒 DNA 正常值也是不尽相同的）。目前有的医院可 以检测到更微量的 HBV DNA。

30. 传染面窄但后果严重的丙型肝炎病毒（HCV）

HCV 属黄病毒科，为 RNA 病毒。呈球形颗粒，直径 30 ~ 60nm，外有脂质外壳、囊 膜和棘突结构，内为核心蛋白和核酸组成的核衣壳。HCV 基因组为单股正链 RNA，长 约 9.4kb，含有一个开放读框，易变异，目前分为 6 个基因型及不同的亚型，在我国以 1b 和 2a 型常见。HCVAg 血中含量很低，一般方法检查不出来。抗-HCV 阳性提示 HCV 已感染，但没有保护作用，这一点很特殊。HCV RNA 阳性是病毒感染和复制的直接指 标，它的定量检测用于了解病毒复制程度，以及抗病毒疗效评估等。一般化学消毒剂、 100℃ 5min 或 60℃ 10h、高压蒸汽、甲醛熏蒸及煮沸、紫外线等均可灭活该病毒。

31. 什么是丁型肝炎病毒（HDV）

是一种缺陷的嗜肝单链 RNA 病毒，血液中的 HDV 表面为乙肝 HBsAg 构成的包膜， 内部有 HDAg 和一个 1.7kb 的 RNA 分子组成。HDV 直径 35 ~ 37nm，呈小球状颗粒。

HDV 只有一个血清型。HDAg 具有较好的抗原特异性。感染 HDV 后，血液中可出现抗-HD，但不是保护性抗体，只说明已有 HDV 的感染。血液或肝组织中 HDV RNA 阳性是诊断 HDV 感染最直接的依据。HDV 传染性及致病力均很强。HDV 的复制、表达抗原及引起肝损害须有乙肝病毒（HBV）的辅佐，所以 HDV 常在 HBV 感染的基础上引起重叠感染或与 HBV 同时感染。与乙肝重叠感染后容易形成重型肝炎。

32. 什么是戊型肝炎病毒（HEV）

戊型肝炎病毒（HEV）为直径 27~34nm 的 RNA 病毒。无包膜，呈 20 面对称球形颗粒。HEV 在戊型肝炎发病早期即随粪便排出。戊型肝炎病毒抗原（HEVAg）主要定位于肝细胞浆内，血液中检测不到 HEVAg。抗-HEVIgM 阳性是近期 HEV 感染的指标。HEV 耐碱，高热、氯仿、氯化铯可将其杀灭。

戊型肝炎与甲肝相比，具有以下几个突出特征：

（1）易发季节：多发于高温多雨季节，尤其在洪涝灾害造成粪便对水源广泛污染的地区。

（2）流行与水源污染程度有关：如果水源只是偶然受到污染，可造成连续数周的短期流行，如果水源反复连续被粪便污染，就可能造成较长时间的流行，往往持续数月、数年，甚至有周期性发病率升高的特点。

（3）潜伏期较长，多在 2~9 周之间，平均为 6 周。

（4）患者发病年龄较大，以 20 岁以上的青壮年人发病率最高，在儿童中多为隐性感染。

（5）患者早期粪便中可以检查出戊型肝炎病毒颗粒，但很快会自行消失。

所以在夏季应保证水源清洁，特别是饮用水源的清洁，防止病从口入，发现病情要尽快治疗。做好病人的粪便处理工作，防止传染他人，引发流行。

33. 病毒性肝炎有哪些传染源

病毒性肝炎是传染性疾病，依照流行病学的规律传播。那么，病毒性肝炎的传染源有哪些？它们各有哪些特点呢？

甲型肝炎的主要传染源是急性期患者和隐性感染者。病毒主要通过粪便排出体外，自发病前 2 周至发病后 2~4 周内的粪便具有传染性，以发病前后 1 周传染性较强，潜伏后期及发病早期的血液中亦存在病毒。

乙型肝炎的传染源是急、慢性患者和病毒携带者。病毒存在于患者的血液及各种体液（如汗液、唾液、泪液、乳汁、阴道分泌物等）中。急性患者在潜伏期末及急性期有传染性，慢性患者及病毒携带者更易成为传染源，传染性与体液中 HBV DNA 含量呈正相关。

丙型肝炎的传染源是急、慢性患者和无症状病毒携带者。病毒存在于患者的血液及体液中。

丁型肝炎的传染源是急、慢性患者和病毒携带者。与HBV以重叠感染或同时感染形式存在。

戊型肝炎的传染源是急性期患者和隐性感染者。以潜伏末期和发病初期粪便的传染性最强。

34. 认识病毒性肝炎的传播途径是控制传播的关键所在

认识病毒性肝炎的传播途径是控制传播的关键所在。各种病毒性肝炎的传播途径是不一样的：

（1）甲型肝炎主要经粪—口途径传播：粪便中排出的病毒通过污染的手、水、苍蝇和食物等经口感染，以日常生活接触为主要方式，通常引起散发性病例，如水源被污染或生食污染的水产品（贝类动物），可导致局部地区暴发流行。通过注射或输血传播的机会很少。

（2）乙型肝炎的传播：通过含有HBV的体液或血液经破损的皮肤黏膜进入机体而感染。具体途径有：

①母婴传播（占40%～50%），主要通过分娩和围生期传播，少数（约5%）通过宫内（胎盘）感染。

②血液、体液传播：输血及血制品、有污染的注射针、针刺，共用剃须刀、牙刷、性接触、密切的生活接触。这一类型的感染，指的是感染者的病毒通过直接或间接进入被感染者的身体的破损部分，如用感染者的牙刷，上面已有病毒，而被感染者用此牙刷刷牙，正好接触齿龈破损出血处，此时容易感染；关于性接触，是指女性感染者的阴道分泌物带有病毒，而性配偶的生殖器有破损时，可能引发感染，所以联合国世界卫生组织把乙肝列为性传播疾病；至于对"密切的生活接触"的理解，是作为一种可能性存在，现实生活中，许多乙肝带病毒的女性，在几十年的夫妻共同生活中，男方并不感染乙肝，这样的例子很多。

③其他途径：经破损的消化道、呼吸道黏膜感染，或昆虫叮咬，但可能性不大。

（3）丙型肝炎的传播途径与乙型肝炎相同，而以输血及血制品传播为主，且母婴传播不如乙型肝炎多见。

（4）丁型肝炎的传播途径与乙型肝炎相同。

（5）戊型肝炎通过粪—口途径传播，水源或食物被污染可引起暴发流行；也可经日常生活接触传播。

35. 各种肝炎病毒的人群易感性值得关注

人类对各型病毒性肝炎普遍易感，各年龄段都可发病。

甲型肝炎感染后机体可产生较持久的免疫力。在我国，由于成年人多已隐性感染，血中普遍存在甲型肝炎抗体，发病者以儿童和青少年（抗-HAV阴性者）居多。由于卫生条件的改善，甲型肝炎发病年龄已有所后移，青、中年发病者在增加，我国成人甲肝感染率达80%。各型肝炎之间无交叉免疫，可重叠感染或先后感染。

乙型肝炎易感人群是没有乙肝表面抗体（抗-HBs）者。如新生儿普遍易感。高危人群有HBsAg阳性的母亲所生的新生儿、HBsAg阳性的家庭成员（即密切的生活接触者）、反复接受输血、静脉药瘾（吸毒）者、多个性伴侣、接触血液的医务人员等。

丙型肝炎易感人群是所有的人都普遍易感，发病以成人多见，常与输血或血制品、药瘾注射、血液透析等有关。

丁型肝炎的易感者较特殊，因为丁肝病毒的复制必须依赖乙肝病毒的辅助，只有当乙肝病毒复制中产生的乙肝表面抗原，装配在丁肝抗原和丁肝病毒核糖核酸的外部，方能组成完整的丁肝病毒颗粒；而这一过程必须在乙肝感染者的肝细胞内进行。因此，乙肝表面抗原携带者和乙型肝炎患者既可能成为丁肝病毒的易感者，又是丁肝病毒的保毒宿主和传染源。

戊型肝炎在各年龄段普遍易感，隐性感染多见，显性感染（有症状和肝功能损害表现）多为成年人。感染后具有一定的免疫力。

36. 各型病毒性肝炎的流行特征有哪些

病毒性肝炎的分布遍及全世界，但在不同地区各型肝炎的感染率有较大差别。我国是病毒性肝炎的高发地区，但各地区人群感染率差别也较大。

甲型肝炎全年各季节均可发病，以秋、冬季发病率较高。发病年龄多为少年儿童及青年，近年来有向高年龄发展的趋势。农村高于城市；通常为散发，如水源被污染或生吃被污染水中的贝壳类动物等，可在人群中引起暴发流行，如1988年在上海因生食（或未熟透）毛蚶，致使30万人感染甲型肝炎。

乙型肝炎广泛分布于世界各地，人群中HBsAg携带率以西欧、北美及大洋洲最低（0.5%以下），而亚洲与非洲最高（6%~10%），东南亚地区达10%~20%；我国人群中HBsAg携带率约10%，其中北方各省较低，西南各省较高，农村高于城市。发病无明显季节性；患者及HBsAg携带者男性多于女性；发病年龄在低发区主要为成人，在高发区主要为儿童，多发展为慢性肝炎；一般散发，但有家庭集聚现象。

丙型肝炎可见于世界各地，主要为散发，多见于成人，尤以输血与使用血制品者、药瘾注射者、血液透析者、肾移植者和同性恋者等多见；发病无明显季节性，易转为慢性。

丁型肝炎在世界各地均有发病，地中海沿岸国家，如意大利南部感染率高。在我国各地均存在，南方略高，在HBsAg阳性人群中有3%感染HDV。

戊型肝炎的流行多为带病毒粪便污染水源所致。常以水媒流行形式出现，多发生于雨季或洪水泛滥之后，由水源一次污染时流行期较短（约持续数周），如水源长期污染，或通过污染环境或直接接触传播，则持续时间较长。散发者多由不洁的食物或饮用品所引起。发病者以成人居多，儿童多为隐性感染。

37. 病毒性肝炎是怎样发病的

病毒性肝炎的发病机制目前还没有完全清楚，但已有较深入的了解和认识。

（1）甲型肝炎病毒在肝细胞内复制的过程中，仅引起肝细胞较轻微的损害，在机体出现包括细胞免疫及体液免疫等一系列免疫应答后，肝脏出现明显病变，表现为肝细胞坏死和炎症反应，以甲肝病毒被机体的免疫反应所清除而告终，因此，一般不发展为慢性肝炎、肝硬化或病毒携带状态。

（2）乙型肝炎的发病机制非常复杂，目前仍未完全明了。HBV侵入肝细胞后即开始复制，复制过程是乙肝病毒脱氧核糖核酸（HBV DNA）进入细胞核内，首先形成共价闭合环状DNA，以此为模板再一步一步地合成新的完整的HBV DNA，在细胞质中装配成完整的HBV，再释放至肝细胞外。细胞质中部分子代的HBV DNA可进入未被感染的肝细胞核内，再形成共价闭合环状DNA继续复制，由于其半衰期长，很难从体内彻底清除，这就是乙型肝炎病毒不易彻底清除及迁延不愈的重要原因。

在HBV感染的自然过程中，其自然病程受年龄、病毒因素（基因型、变异等）、性别、免疫状态，合并其他肝炎病毒感染、嗜酒等因素影响。一般分四个阶段（期）：即免疫耐受期、免疫清除期、非活动或低复制期及再活动期。由于婴幼儿时期免疫系统尚未发育完善，免疫功能尚未建立起来，当感染HBV时，机体不能识别和清除HBV，此时为免疫耐受状态，有病毒存在，但肝功能多为正常，感染时的年龄越小，慢性化的可能性越高；婴幼儿时期感染HBV者，多数发展为慢性感染，如在5岁以前感染HBV的人群，约25%在成年时将发展成肝硬化和肝癌。而在青少年后至成年期感染HBV，只有5%～10%发展成慢性，一般没有免疫耐受期。

肝细胞的病变取决于机体的免疫反应，尤其是细胞免疫，免疫反应不同，临床表现也不同，当机体处于免疫耐受状态时不发生免疫应答，多成为无症状携带者，如婴幼儿时期感染。当机体免疫功能正常时，多表现为急性肝炎，以成年时的感染为多见，且多数可以清除病毒；当机体处于免疫功能低下、不完全免疫耐受、自身免疫产生、HBV基因突变等，可导致慢性肝炎。当机体处于超敏反应，大量的抗原抗体复合物产生，并激活补体系统以及在肿瘤坏死因子、白介素–1、白介素–6、内毒素等参与下，可导致大片肝细胞坏死，发生重型肝炎（暴发性肝坏死）。

此外，慢性乙肝病人的免疫复合物还可引起肝外损害，如膜性肾小球肾炎、结节性多发性动脉周围炎、血清病样表现等。HBV在肝细胞内还可与染色体整合，可成为癌变的启动因子。HBV还含有一种名叫X蛋白的成分，可激活各种细胞促进因子，并与各种生长因子共同作用，促进已整合的肝细胞转化，导致癌变。

（3）丙型肝炎的发病机制：目前认为可能有：

①HCV有直接损伤肝细胞的作用；

②机体的免疫因素；

③自身免疫存在：丙型肝炎患者常伴有自身免疫改变，常合并自身免疫性疾病；

④细胞凋亡等因素。

（4）丁型肝炎发病机制：目前认为有：

①HDV及其表达产物对肝细胞可能有直接损害作用；

②免疫反应参与了肝细胞的损害。HBV重叠HDV感染时，肝细胞损害加重。

（5）戊型肝炎发病机制尚不清楚，可能与甲型肝炎相似。

各型病毒性肝炎之间不存在交叉免疫。HDV与HBV联合感染，或重叠感染可加重病情，易发展为慢性肝炎及重型肝炎，尤以慢性乙型肝炎者重叠感染HDV为重。其他各型肝炎病毒联合或重叠感染都会使病情加重，甚至可发展为重型肝炎。

38. 病毒性肝炎有哪些病理变化

各型肝炎的肝脏病理改变基本相似。但各种临床类型的病理改变有差别，了解这些知识对诊断很有帮助。

（1）急性肝炎

患急性肝炎时肝脏肿大，表面光滑。肝细胞变性和坏死，显微镜下常见为气球样变和嗜酸性变，形成点状、灶状坏死灶。汇管区炎性细胞浸润，坏死区可出现肝细胞增生，网状支架和胆小管结构一般不受破坏。黄疸型较非黄疸型的病变为重，肝细胞内有明显胆汁淤积。甲型和戊型肝炎在汇管区有较多的浆细胞，乙型肝炎汇管区炎症不明显，丙型肝炎有滤泡样淋巴细胞聚集和脂肪变性。

（2）慢性肝炎

慢性肝炎的基本病理变化特点有：

①在肝小叶内除有不同程度的肝细胞变性和坏死外，汇管区及其周围炎症较明显，并有不同程度的纤维化。肝细胞的坏死有三种情况：一为碎屑样坏死，指零星的肝细胞坏死，这种情况提示病情较轻；另一种是出现互相连接的坏死带，即所谓桥接坏死，提示病情较重；还有一种是融合性坏死，指的是大片的坏死，提示病情很严重。

②另一个特点是炎症细胞浸润，以淋巴细胞为主，其他还有单核细胞、浆细胞等。炎症细胞浸润是判断炎症活动度的重要指标。

③第三个特点是间质增生，有库普弗（Kupffer）细胞增生、间叶细胞和成纤维细胞增生，细胞外基质增多和纤维化形成。

④第四个特点是再生的肝细胞体积增大，当网状支架塌陷时，再生肝细胞排列成结节状，导致肝小叶结构紊乱。

（3）重型肝炎

①急性重型肝炎：肝脏体积进行性缩小，边缘变薄，质软、包膜皱缩。显微镜下可见肝细胞大块或亚大块、或桥接坏死，坏死肝细胞的面积占2/3以上。肝窦充血，有较多中性粒细胞浸润。部分残存的网状结构中可见小胆管淤胆，没有纤维组织增生，无明显肝细胞再生。少数病例以弥漫性肝细胞肿胀为主，细胞间相互挤压呈多边形，小叶结构紊乱，小叶中有多数大小不等的坏死灶，肿胀的肝细胞间有明显的毛细胆管淤胆。

②亚急性重型肝炎：肝脏体积缩小，质稍硬，肝脏表面和切面都呈大小不等的再生结节。肝细胞呈亚大块坏死，坏死面积小于1/2，坏死区淋巴细胞浸润，网状支架塌陷，有明显的汇管区集中现象。残存的肝细胞增生成团，呈假小叶样结构。

③慢性重型肝炎：在慢性肝炎或肝硬化病变的基础上，有新鲜的大块或亚大块坏死，常可见桥接及碎屑样坏死。

④淤胆型肝炎：有轻度急性肝炎的组织学改变，伴以明显的肝内淤胆现象。毛细胆管及小胆管内有胆栓形成，肝细胞浆内胆色素淤滞。汇管区水肿，有炎性细胞浸润。

⑤肝炎肝硬化：可分活动性肝硬化和静止性肝硬化两类。活动性肝硬化伴明显炎症，假小叶边界不清；静止性肝硬化表现为结节内炎症轻，假小叶边界清楚。

⑥慢性无症状携带者：部分携带者（约10%）肝组织结构正常，为非活动性携带者；其余的为活动性携带者，有轻微病变或慢性肝炎甚至肝硬化的病理改变。

39. 关注病毒性肝炎的临床表现

由于各种病毒不同、肝炎所处的各时期的不同，以及轻重程度的不同等诸多因素的影响，病毒性肝炎的临床表现差别很大。为了说清楚不同情况下的临床表现，将分别对不同性质的肝炎的临床表现，如潜伏期、急性肝炎的临床表现、慢性肝炎的临床表现、重型肝炎（肝衰竭）的临床表现、淤胆型肝炎的临床表现，以及肝炎肝硬化的临床表现等，介绍如下。

40. 各型病毒性肝炎的潜伏期有什么不同

从肝炎病毒入侵人体，直到临床第一个症状的出现，这段时期称为潜伏期。潜伏期随病原体的种类、数量、毒力、人体免疫状态的不同而长短不一。以下就各种病毒性肝炎的不同潜伏期做以介绍：

（1）甲型病毒性肝炎（简称甲型肝炎）的潜伏期一般为15~45天，平均为30天。

（2）乙型病毒性肝炎（简称乙型肝炎）的潜伏期为6周至6个月，一般在3个月左右。

（3）丙型病毒性肝炎（简称丙型肝炎）通过输血感染后潜伏期平均为7、8周（5~12周），最长可达30周，最短2周左右（见于血友病患者）。

（4）丁型病毒性肝炎（简称丁型肝炎）的潜伏期尚不明确。曾有报道误用丁型肝炎病毒阳性的血液，输给乙肝病毒携带者后14天，即出现谷丙转氨酶（ALT）升高及其他类似乙肝的临床表现。

（5）戊型病毒性肝炎（简称戊型肝炎）的潜伏期平均为40天（10~60天），较乙型和丙型肝炎为短，但较甲型肝炎稍长。

41. 急性病毒性肝炎有哪些临床表现

急性病毒性肝炎可分为黄疸型和无黄疸型。

（1）急性黄疸型肝炎病程可分为3个阶段：

①黄疸前期：多以发热起病，以甲型、戊型肝炎常见，伴有全身乏力，食欲不振，厌油、恶心，甚或呕吐，常有上腹部不适、腹胀、便秘或腹泻；少数病人可出现上呼吸道症状，或皮疹、关节痛等症状。尿色逐渐加深，至本期末尿色呈红茶样。肝脏可轻度肿大，伴有触痛及叩击痛。化验可见尿胆红素及尿胆原阳性，血清谷丙转氨酶（ALT）明显升高。黄疸前期一般持续5~7天。

②黄疸期：发热消退，尿黄加深，巩膜及皮肤出现黄染，且逐日加深，多于数日至3周内达高峰，然后逐渐下降。自觉症状好转，少数乏力、胃肠道症状仍明显。在黄疸明显时可出现皮肤瘙痒、大便颜色变浅、心动过缓等表现。儿童患者黄疸较轻，且持续时间较短。肝大并有明显叩痛，部分病人可有轻度脾肿大。肝功能改变明显。黄疸期持续2~6周。

③恢复期：黄疸消退，症状逐渐消失，精神及食欲好转。肿大的肝脏逐渐回缩。肝功能恢复正常。本期持续1~2个月，总病程2~4个月。

（2）急性无黄疸型肝炎：发病率高于黄疸型，起病大多徐缓，临床症状较轻，仅有乏力、食欲不振、恶心、肝区痛和腹胀、便溏等症状，多无发热，无黄疸出现。肝常肿大伴触痛及叩击痛；肝功能改变主要是ALT升高。不少病人无明显症状，仅在普查时被发现。多于3个月内逐渐恢复。部分乙型及丙型肝炎病人可发展为慢性肝炎。

急性丙型肝炎临床表现一般较轻。急性丁型肝炎与HBV同时感染时，有时可出现两次（双峰型）ALT升高，重叠感染者病情较重，部分进展为急性重型肝炎，且此类型多向慢性化发展。

甲型和戊型肝炎一般表现为急性肝炎，多无慢性化，但有3%~10%的戊型肝炎出现病程超过6个月的迁延现象。戊型肝炎多较甲型肝炎重，病程较长，尤其老年患者，多发生胆汁淤积现象；戊型肝炎在老年人、晚期妊娠妇女或与HBV重叠感染时可增高病死率。

42. 慢性病毒性肝炎有哪些临床表现

急性肝炎病程超过半年，或原有乙、丙、丁型肝炎或其病毒携带史超过半年，而因同一病因再发病者，可诊断为慢性肝炎。根据病情轻重可分为轻、中、重三度，依据HBeAg阳性与否分为HBeAg阳性和HBeAg阴性慢性乙肝。

临床表现因轻重不同而不同，轻度慢性肝炎的病情较轻，可有反复乏力，精神不振，食欲减退，睡眠差，尿黄，肝区不适，肝大，有触痛及叩击痛，可有脾大。肝功能指标轻度异常；重度慢性肝炎有明显或持续的乏力、食欲不振，腹胀，尿黄，便溏等。面色晦暗，有肝掌、蜘蛛痣，肝大，ALT、胆红素等肝功能指标反复或持续升高，白蛋白（ALB）降低，球蛋白升高。中度慢性肝炎的症状和体征，以及肝功能辅助检查介于轻度和重度之间。

少数慢性乙型、丙型肝炎可有自身免疫性改变及/或肝外器官损害，如关节炎、肾小球肾炎等。

43. 为什么说乙肝病毒感染者并不等于乙肝病人

目前，我国的乙肝病毒感染率较高；乙肝表面抗原携带率约占总人口的10%，以此计算，全国约有1.25亿人携带乙肝病毒，其中乙肝患者大约有3 000万。由于一段时间把乙肝病毒携带者当作乙肝病人，在就业、转干、升学中所遭受的歧视和不公和一些慢性乙肝病人把"转阴"作为终生追求的目标，曾在整个社会中引起了混乱。

其实，对于表面抗原阳性的人，如果症状不明显，化验肝功能正常，医学上称为乙肝病毒表面抗原携带者。这样的人不一定都是肝炎。因为乙肝病毒携带者中大部分属于病毒复制不活跃的，传染性比较弱。只有少部分病毒复制活跃，具有较强的传染性。专家认为，那些病毒复制不活跃、没有任何症状的乙肝病毒携带者不是病人，只要做到以下几项就可以了：

（1）进行动态观察，每隔3~6个月到医院做检查；

（2）养成良好的生活习惯，对肝脏有害的习惯要改变，比如饮酒、吸烟等；

（3）自己在心理上不要有压力，应该和正常人一样生活；

（4）患其他疾病就诊时，要向医生通报自己的情况，告诉医生自己是乙肝病毒携带者。这样，医生在用药时会考虑药物是否对肝脏有损害。不要把"转阴"作为终生目标。

此外，要了解乙肝病毒传播途径的相关知识，避免和减少乙肝病毒传播的机会。乙肝病毒的传播途径有：

（1）血液传播，如输入含有乙肝病毒的血液等；

（2）乙肝病毒只能在皮肤或黏膜的破损处进入。生活上的密切接触也可传播，如共用一个饭盒、牙刷、毛巾、剃须刀等，但前提是有皮肤黏膜的破损；

（3）性传播、唾液、乳汁、精液、阴道分泌物等；

（4）母婴垂直传播；

（5）医源性传播，如使用不洁注射器、消毒不严格的内窥镜以及不卫生的修牙、补牙等。

乙肝病毒家庭聚集现象比较常见，亲属之间容易相互传染。促成家庭聚集性传播的因素有3个：家庭成员本身对乙肝病毒的免疫力低下；密切接触；母婴垂直传播机会多。多数乙肝患者都有这种现象，所以强调这一人群应行疫苗的预防接种。

44. 重型病毒性肝炎（肝衰竭）有哪些临床表现

重型肝炎是临床常见的严重肝病综合征，病死率极高。病因和诱因复杂，常见有重叠感染、机体免疫状况、妊娠、乙肝病毒的前C区变异、过劳、饮酒以及伴有其他疾病等。主要表现为极度乏力、严重腹胀、恶心、呕吐等，黄疸出现并迅速加深，并有瘀斑、牙龈出血、鼻衄、便血、吐血等出血现象，逐渐出现神经、精神症状如性格改变、行为异常、嗜睡、烦躁不安、昏迷等肝性脑病（肝昏迷）表现。可出现中毒性鼓肠，肝臭，肝浊音界进行性缩小（肝脏萎缩），扑翼样震颤及病理反射，胆红素升高而转氨酶不同步升高（胆酶分离），凝血酶原时间明显延长，凝血酶原活动度（PTA）小于40%，血氨升高等。并可出现肝肾综合征等。

重型肝炎的分类

根据病理组织学特征和病情发展速度，肝衰竭可分为四类：

①急性肝衰竭（暴发型肝炎）：起病急，发病2周内出现以Ⅱ度以上肝性脑病为特征的肝衰竭症状。发病多有诱因，病程不超过3周，本型病死率高。

②亚急性肝衰竭（亚急性肝坏死）：起病较急，发病2~26周内出现肝衰竭症状。可先出现脑病，或先出现腹水，晚期可有难治性并发症，如脑水肿、消化道大出血、感染、电解质紊乱、酸碱失衡等。白细胞可升高，血糖、血脂及胆碱酯酶降低。如出现肝肾综合征，预后很差。本型病程长，常超过3周至数月，易转为慢性肝炎或肝硬化。

③慢加急性肝衰竭：在慢性肝炎的基础上出现的急性肝功能失代偿的主要临床表现。

④慢性肝衰竭：在肝硬化的基础上肝功能进行性减退，出现以腹水或门静脉高压、凝血功能障碍和肝性脑病为主要表现的慢性肝功能失代偿。

重型肝炎的分期

根据临床表现的严重程度，亚急性肝衰竭和慢加急性肝衰竭可分为早期、中期和晚期。

①早期：表现为极度乏力伴有明显厌食、恶心、呕吐和腹胀等严重消化道症状；黄疸进行性加深，血清总胆红素（TBIL）≥171μmol/L，或每日上升≥17.1μmol/L；有出血倾向，凝血酶原活动度≤40%；未出现肝性脑病或明显腹水。

②中期：在肝衰竭早期表现的基础上，病情进一步发展，并出现Ⅱ度以上肝性脑病及明显腹水，或出血倾向明显（瘀点或瘀斑），凝血酶原活动度在20%~30%。

③晚期：在肝衰竭中期表现的基础上，病情进一步加重，有难治的并发症，如肝肾综合征、消化道大出血、严重感染、难以纠正的电解质紊乱等，或Ⅲ度以上肝性脑病，或严重出血倾向（瘀斑等），凝血酶原活动度≤20%。

45. 淤胆型肝炎有哪些临床表现

淤胆型肝炎也叫毛细胆管炎型肝炎，或胆汁淤积型肝炎。起病及临床表现类似急性黄疸型肝炎，但乏力及食欲减退等症状较轻而黄疸重且持久，有皮肤瘙痒等梗阻性黄疸的表现，肝脏肿大，大便色浅，转肽酶、碱性磷酸酶以及胆固醇等反映胆管梗阻的各项指标升高。谷丙转氨酶多为轻、中度升高。尿中胆红素强阳性而尿胆原阴性，凝血酶原活动度>60%。在慢性肝炎或肝硬化的基础上发生上述表现者，为慢性淤胆型肝炎。

46. 肝炎肝硬化有哪些临床表现

（1）根据肝脏炎症的表现，可分为活动性肝硬化与静止性肝硬化两型：

①活动性肝硬化：有慢性肝炎活动的表现，如乏力、厌食、腹胀等消化道症状，ALT升高，黄疸，白蛋白下降等，伴有腹壁、食道静脉曲张，腹水，肝缩小、质硬，脾大，门静脉高压等表现。

②静止性肝硬化：无肝脏炎症活动表现，症状轻或无特异性，可有上述体征。

（2）根据肝脏组织病理及临床表现，还可分为代偿性肝硬化和失代偿性肝硬化：

①代偿性肝硬化：是指早期肝硬化，所谓代偿是指肝脏的功能代偿。血清白蛋白（ALB）≥35g/L，总胆红素（TBIL）<35μmol/L，凝血酶原活动度（PTA）>60%。可有门静脉高压征，如表现为脾肿大，但还没有出现腹水、肝性脑病或上消化道大出血等表现。

②失代偿性肝硬化：指中晚期肝硬化，有明显的肝功能异常及失代偿征象，如血清白蛋白（ALB）<35g/L，白蛋白/球蛋白（A/G）<1.0，总胆红素（TBIL）>35μmol/L，凝血酶原活动度（PTA）<60%。可有腹水、肝性脑病或门静脉高压引起的食管、胃底静脉明显曲张或破裂出血。

47. 影响肝炎病情和复发的主要因素有哪些

以下各种因素都可对病情和复发产生一定的影响：

年龄：儿童患者的病情一般较轻，病程较短，恢复也较完全。但1岁以内婴幼儿罹患肝炎时病情较重，易发展为重型肝炎或肝硬化。老年人罹患肝炎多为黄疸型，淤胆多见，且持续时间较长，重型肝炎发病率较高，病死率亦较高。

妊娠：妊娠期妇女合并肝炎者常发生黄疸，病情一般较重；妊娠晚期合并病毒性肝炎易发展为重型肝炎，病死率较高，且易引起早产、死胎、新生儿窒息、胎儿先天畸形等；产程中及产后易发生大量出血。

劳累：约有3/4的患者因过劳（包括体力与脑力两方面的因素）而使肝功能反复，如过多奔走、熬夜、精神紧张、情绪波动以及房事所伤。

饮食：慢性肝炎患者饮食应以清淡、富有营养的食物为主，避免病情发生反复。特别由于饮酒而致复发的患者最多，酒精在肝内氧化的过程相当于解毒过程，可直接损害肝细胞，因此，肝炎患者应禁酒。

药物：一些慢性肝炎患者因求愈心切，往往服用多种药物，或过多服用所谓的保肝药。药物都要在肝脏解毒处理，这样不但不利于肝病的治疗，反而造成肝脏负担过重而影响肝功能的恢复。要牢记：绝对没有因为服用药物种类越多，病也好得越快的道理。

环境改变：最常见的是某些患者在肝功能刚刚稳定或基本稳定时就出差、旅行，这种因生活条件、水土环境的改变，也可造成机体内环境的某些变化而出现肝功能反复异常。

患其他疾病：慢性肝炎患者也常常因感冒、腹泻、气闷、失血而导致肝功能波动。因此，慢性肝炎患者一定要注意冷暖，保养脾胃，调理情志，谨慎起居，尽量避免因患其他疾病而造成肝功能的波动。

第2节　怎样诊断病毒性肝炎

48. 病毒性肝炎诊断标准是什么

（一）具有以下情况的患者要作为疑似病例

（1）有肝炎接触史或饮食不洁史（甲型、戊型肝炎）、输血或应用血制品史、不洁注射史（乙、丙、丁型肝炎）。

（2）近期出现食欲减退、恶心、厌油、乏力、巩膜黄染、茶色尿、肝脏肿大、肝区痛等症状，而不能诊断为其他疾病者。

（3）血清谷丙转氨酶反复升高，而不能以其他原因解释者。

（二）确诊病例：病原学和血清学检测的阳性结果有助于确定诊断。

49. 病毒性肝炎可做哪些实验室检查

诊断病毒性肝炎，除了要明确诊断外，还要排除其他可能的疾病，要做的检查项目很多，但并非都要做很多的检查，医生会根据病情选择必要的项目做检查，以下的项目常常是都要做的。

（一）血象：白细胞总数正常或稍低，淋巴细胞相对增多，偶有异常淋巴细胞出现。重型肝炎患者的白细胞总数及中性粒细胞均可增高。肝炎、肝硬化伴脾功能亢进者，可有白细胞、血小板及红细胞减少等表现。

（二）尿常规检查：肝细胞损害引起的黄疸时尿胆红素及尿胆原均阳性。

（三）肝功能检查：肝功能检查种类很多，应根据具体情况选择。

（1）胆红素检测：黄疸型肝炎、重型肝炎、活动性肝炎患者，胆红素指标可升高，尿检查胆红素、尿胆原均可阳性。

（2）血清酶测定：常用的有谷丙转氨酶（ALT）及谷草转氨酶（AST）：ALT在肝细胞损害时释放入血，是目前反映肝细胞功能最常用的指标。ALT较AST敏感，急性肝炎时ALT明显升高，AST/ALT的比值常小于1，黄疸出现后ALT开始下降。

慢性肝炎及肝硬化时AST/ALT的比值常大于1，重型肝炎时可出现ALT快速下降，胆红素不断升高的"胆酶分离"现象，提示肝细胞大量坏死。谷氨酰转肽酶（γ-GT）在淤胆型肝炎、酒精性肝损害、肝癌者升高明显。

（3）胆固醇、胆固醇酯、胆碱酯酶测定：肝细胞损害时，血浆总胆固醇减少；梗阻性黄疸时，胆固醇增加。重型肝炎患者胆固醇、胆固醇酯、胆碱脂酶均可明显下降，提示预后不良。

（4）血清蛋白：主要由白蛋白和球蛋白组成。急性肝炎时血清蛋白的质和量都可正常。慢性肝炎中度以上、肝硬化、重型肝炎时白蛋白下降，球蛋白升高，白、球蛋白比例可下降或倒置。

（5）凝血酶原活动度（PTA）：降低，即凝血酶原时间延长，与肝损害程度呈负相关，PTA＜40%是诊断重型肝炎的重要指标，也是判断重型肝炎预后最敏感的指标，PTA＜20%提示预后不良。

（四）肝纤维化指标：Ⅲ型前胶原（P-Ⅲ-P）、透明质酸（HA）、Ⅳ型胶原（Ⅳ-C）及层连蛋白（LN）等检查项目与肝纤维化有一定的相关性，但缺乏特异性。血清PⅢP值升高，提示肝内有形成纤维化的可能。

（五）甲胎蛋白（AFP）检测：AFP升高对早期诊断原发性肝癌有帮助，但肝炎活动及肝细胞再生修复时亦可升高，应连续性检查，进行动态观察。肝功能正常而AFP持续升高应注意肝癌的可能。

（六）病原学检查：乙肝两对半是国内医院最常用的HBV感染检测血清标志物。乙肝两对半又称乙肝五项，由于乙肝的发病率高，所以广受重视；其检查意义还在于：检查是否感染乙肝及感染的具体情况，俗称"大三阳"或"小三阳"。但许多患者和家属拿到化验单后都看不明白是什么意思。这里介绍的就是这些检测项目的意义，明白了这些也就能看懂化验单了。

50. 作为乙肝"定案"铁证的"病原学检查"有重要意义

1. HBsAg（乙肝病毒表面抗原）：阳性为已经感染乙肝病毒的标志，但并不能反映病毒有无复制、复制程度及传染性的强弱。

2. 抗-HBs（乙肝病毒表面抗体）：为保护性抗体，阳性提示对HBV有抵抗力或感染HBV后康复。接种乙肝疫苗后抗-HBs阳性提示为乙肝疫苗接种后获得保护作用。

3. HBeAg（乙肝病毒e抗原）：阳性为病毒复制活跃及传染性强的标志。HBeAg与HBV DNA有良好的相关性，HBeAg阳性者90% HBV DNA呈阳性。

4. 抗-HBe（乙肝病毒e抗体）：阳性为病毒复制处于静止状态。但仍有少数（20%～50%）检测HBV DNA阳性，为乙肝病毒前C区变异所致，仍有病毒复制活跃及传染。

5. 抗-HBc（乙肝病毒核心抗体）：为曾经感染过或正在感染者都会出现的标志。抗-HBc IgM阳性：提示急性感染或慢性乙肝急性发作；抗-HBc IgG阳性：高浓度提示现症感染，低浓度提示过去感染。

由于血中游离的核心抗原极少，常规方法不能检出。所以只做两对半抗原抗体的检测，这就是人们常说的"乙肝两对半"检查，或称"乙肝五项"检查。

51. 乙肝两对半检查的9种模式是什么

为了进一步了解"乙肝两对半"的临床意义，把这5项按序排列如下，并根据不同的检测结果，有不同的临床意义，并可归纳为以下9种常见模式，可以对照自己的检验结果，理解诊断结果。

	HBsAg	抗-HBs	HBeAg	抗-HBe	抗-HBc	
1.	−	−	−	−	−	提示过去和现在未感染过HBV。
2.	−	−	−	−	+	提示HBV既往感染，未产生抗-HBs。
3.	−	−	−	+	+	提示（1）既往感染过HBV；（2）急性HBV感染恢复期。
4.	−	+	−	−	−	提示注射过乙肝疫苗或感染过HBV获得免疫力。
5.	−	+	−	+	+	提示HBV感染后恢复阶段。
6.	+	−	−	−	+	提示（1）急性HBV感染；（2）慢性HBsAg携带者。
7.	−	+	−	−	+	提示HBV感染后恢复阶段。
8.	+	−	−	+	+	提示（1）急性HBV感染趋向恢复；（2）慢性HBsAg携带者；（3）传染性弱。即俗称的"小三阳"。
9.	+	−	+	−	+	提示（1）急性或慢性HBV感染；（2）病毒复制；（3）传染强。即俗称的"大三阳"。

52. 什么是乙肝病毒脱氧核糖核酸（HBV DNA）检测

乙肝病毒脱氧核糖核酸（HBV DNA）检测是反映病毒复制和传染性最直接的指标。可做定性检测，也可做定量检测，主要用于HBV感染的诊断。血清HBV DNA及其水平的检测，用于决定是否采用抗病毒治疗和疗效判定的依据。目前已发现HBV可分为A～I 9个基因型，在我国流行的病毒，主要为B和C基因型。基因分型对预后判断及抗病毒药物疗效有一定意义，而基因耐药变异位点检测对核苷类似物抗病毒治疗更有重要意义。

对于一位乙肝患者，要了解其疾病的情况，起码应知道：①是否为感染HBV引发的肝炎？②是否同时感染其他肝炎病毒？③目前病毒已达到什么数量？是否必须开始抗病毒治疗？④肝脏的各项功能怎样？

两对半检查是用来判断是否感染HBV或粗略估计病毒复制水平的初步检查，而最直接、最客观的指标是以HBV DNA检测来判断病毒水平。至于肝功能等各项指标是衡量肝脏是否有肝细胞坏死或炎症存在，及反映病情轻重的主要标志。

解读化验单中病毒DNA的检测结果是患者普遍遇到的困难。现在举例如下：

某患者的 HBV DNA 定量检测结果为：

乙肝病毒检验单

检验项目	检测方法	检测结果	单位	最低检测值
乙肝病毒 （HBV–DNA）定量	实时荧光定量PCR	<5.00E+02	IU / mL	5.00E+02

解读：（1）上例所述的 5.00E + 02 等同于 5.00×10^2，若为 9.00E + 03 等同于 9.00×10^3，依次类推；或直接写成 9.0×10^3 拷贝/mL（copies/mL）。

（2）IU / mL 是检测单位，表示每毫升所含的国际单位数；

（3）最低检测值表示该检测的灵敏度，如 5.00E+02（即 $5 \times 10^2 = 500$），表示本检测方法最少可检测出每毫升 500 个病毒 DNA 拷贝，再比这个数值低的就检测不出来了。

53. 什么是病毒性肝炎的病原学诊断

由于乙型肝炎的发病率在肝炎的发病中占了主要地位，上面已较详细地介绍了乙肝病原学检测。其他各型肝炎的病原学检测方法基本相似，但各型的病毒抗原是各不相同的。在病毒性肝炎的诊断中，病原学检测具有最可靠的诊断意义。以下是各型诊断的要点：

（一）甲型肝炎

（1）急性期血清抗–HAV IgM 阳性。

（2）急性期抗–HAV IgG 阴性，恢复期阳性。

（3）急性期粪便中检出 HAV 颗粒或 HAAg 或 HAV RNA。

测定抗–HAV IgM 对甲型肝炎有早期诊断价值，抗 HAV IgM 可持续 3 ~ 6 个月，抗–HAV IgG 出现较晚，是保护性抗体，也是具有免疫力的标志。

（二）乙型肝炎

（1）现症 HBV 感染：具有以下任何一项即可做出诊断：

①血清 HBsAg 阳性。

②血清 HBV DNA 阳性。

③血清抗–HBc IgM 阳性。

④肝内 HBcAg 阳性及（或）HBsAg 阳性，或 HBV DNA 阳性。

（2）急性乙型肝炎：具有以下动态指标中之一者可诊断：

①HBsAg 滴度由高到低，消失后抗–HBs 阳转。

②急性期血清抗–HBc IgM 呈高滴度，而抗–HBc IgG 阴性或低滴度。

（3）慢性乙型肝炎：临床符合慢性肝炎，且有现症 HBV 感染的一项以上阳性指标。

（4）慢性 HBsAg 携带者：无症状或体征，肝功能正常，血清 HBsAg 检查持续阳性达 6 个月以上者。

乙型肝炎除血清学检测的 9 种表现外，还可采用 HBV DNA 确定诊断。

（三）丙型肝炎

血清抗-HCV 或 HCV RNA 阳性者。

丙型肝炎抗-HCV 阳性提示曾感染 HCV，但不具有保护性。HCV RNA 阳性是病毒感染和复制的直接指标，定量检测有助于了解 HCV 复制程度，用于选择抗病毒治疗时机及疗效评估等。

（四）丁型肝炎：常与 HBV 同时或重叠感染。

（1）血清中抗-HD IgM 阳性，或抗-HD 阳性，或 HDAg 阳性。

（2）血清中 HDVAg、HDV RNA 阳性。

（3）肝组织内 HDAg、HDV RNA 阳性。

丁型肝炎的血清学诊断可查 HDAg、抗-HD IgM 和抗-HD IgG，阳性提示曾感染 HDV，HDV RNA 阳性是病毒感染的直接依据。

（五）戊型肝炎

急性期血清抗-HEV IgM 阳性或抗-HEV IgG 高滴度或由阴性转阳性，或血中 HEV RNA 阳性，或粪便 HEV RNA 阳性或检出 HEV 颗粒。

戊型肝炎的抗-HEV IgM 阳性提示近期感染 HEV，一般持续 3 个月，抗-HEV IgG 阳性提示有过 HEV 感染，HEV RNA 阳性可确诊戊型肝炎。

54. 病毒性肝炎的影像学检查有哪些

影像学检查是指将人体的某部位或脏器以影像表现出来的检查手段，包括 X 线摄像、热图、骨扫描、B 超、CT、核磁共振检查以及正电子成像术（PET）等。影像学检查对于了解肝脏大小和形态的改变，特别对肝硬化、梗阻性黄疸、肝占位性病变、门静脉高压、腹水、脾脏大小等，都有很高的诊断价值。将分别讨论于下。

55. 肝穿刺病理检查没有想象得那样可怕

肝穿刺活组织检查也叫"活检"。提起肝穿刺检查，许多人都感到可怕，要是不小心把肝脏划个口子怎么办？其实不必害怕，当今的技术，只需要 1 秒就完成了，而诊断价值却很大。

肝组织病理检查对各型肝炎的诊断都有很大价值，尤其对明确诊断、了解炎症活动度、肝纤维化程度及评估疗效等都有重要价值。并可在肝组织中原位检测病毒抗原或核酸，确定病毒复制状态，好处不少。但肝组织做病理检查必须通过肝穿刺得到检查标本，有一定的创伤性，很多患者不易接受，其实在临床也并不把肝活检作为常规检查。而对于必须要做肝穿刺的患者，主要是了解肝脏炎症及纤维化程度和分级、分期，对肝功能正常的患者确定是否抗病毒治疗和诊断肝脏的其他疾病，以及了解肝病是否发展到一定阶段，如肝细胞的破坏程度，变性坏死，纤维组织增生，正常的肝小叶结构和血管遭到破坏，有假小叶形成等，一般地说已经接近肝硬化的阶段了。过去肝穿刺手术的操作有一定的危险性，现在多在 B 超或 CT 引导下进行穿刺，不仅减小了危险性，而且提高了阳性率，因此开展较为广泛。

56. 怎样诊断急性病毒性肝炎

急性肝炎的诊断要符合以下条件：

（一）急性无黄疸型肝炎

症状及肝功能损害均较轻，应对流行病学资料、症状、体征及化验检查进行综合分析，诊断要点有：

（1）流行病学资料：近期有与确诊的病毒性肝炎患者密切接触史，尤其是家族中有肝炎患者，有重要参考价值；半年内有接受输血或血制品史，或消毒不严格的注射史、针刺史；有无水源、食物污染史等。

（2）症状：近期内出现的持续数日以上的、未明原因的乏力、食欲减退、厌油、腹胀、便溏和肝区痛等，病程不超过半年。

（3）体征：近期内肝脏肿大，且有触痛、叩击痛，可伴脾脏轻度肿大。

（4）化验：主要为谷丙转氨酶增高，病原学检查阳性。

凡化验阳性，且其他3项中有2项阳性，或化验与症状或化验与体征明显阳性，且能排除其他疾病者，可诊断为急性无黄疸型肝炎。

凡单项谷丙转氨酶增高，或仅有症状、体征或仅有流行病学资料及其他3项中之一项阳性者，均为疑似患者。疑似患者若病原学检查为阳性且除外其他疾病，可以确诊。

（二）急性黄疸型肝炎

根据急性发病具有急性肝炎的症状、体征及化验异常，且血清胆红素在 $17\mu mol/L$ 以上，尿胆红素阳性，并排除其他原因引起的黄疸，可做出诊断。

57. 怎样诊断慢性病毒性肝炎

凡病程超过半年或发病日期不明确、而有慢性肝炎的症状、体征及实验室检查改变者，常有乏力、厌油、肝区不适等症状，可有面色晦暗、肝掌、蜘蛛痣，肝大质偏硬、脾大等。根据病情轻重、实验室指标改变等综合评定轻、中、重三度。慢性乙型肝炎根据HBeAg检测结果分为HBeAg阳性慢性乙型肝炎和HBeAg阴性慢性乙型肝炎。

根据肝炎国际工作小组1994年底在世界胃肠病大会上建议的原则，我国肝病专家在1995年第五次全国传染病会议上，对"病毒性肝炎防治方案"进行了修改。修改后的方案明确：无论是乙型、丙型、丁型或新型病毒引起的慢性肝炎，均被划分为轻度、中重、重度3类。

（1）轻度肝炎：相当于原先分类的慢性迁延型或轻型慢性活动型肝炎，临床上病情较轻，生化指标仅1~2项轻度异常。

（2）中度肝炎：相当于原慢性活动型肝炎的中等病理改变者，其症状、体征、实验室检查结果居于轻、重度之间。

（3）重度肝炎：有明显而持续的肝炎症状，如乏力、食欲不振、腹胀及便溏等，可有"肝病面容"、肝掌、蜘蛛痣和肝脾肿大而排除其他原因引起者，临床上无门脉高压征的证据，血清 ALT 反复或持续升高，白蛋白减低或白/球比值异常，蛋白电泳丙种球蛋白升高。凡白蛋白<32g/L，胆红素＞正常5倍，凝血酶原活动度40%～60%，3项中只需一项达标者，即可诊断为慢性重度肝炎。

58. 怎样诊断重型肝炎（肝衰竭）

凡急性、慢性肝炎或肝硬化患者病情迅速恶化、极度乏力、严重的消化道症状，黄疸进行性加深，有出血倾向、神经精神症状，肝脏进行性缩小，肝细胞明显损害，凝血酶原时间明显延长者，都应考虑为重型肝炎。

关于重型肝炎（肝衰竭）的诊断标准，目前仍沿用2000年的标准，明确乙型肝炎或病毒携带者，或慢性肝炎或肝硬化患者，总胆红素＞正常值的10倍，凝血酶原活动度<40%。虽然对于这一标准有不同的意见，但仍在沿用中。

重型肝炎（肝衰竭）可根据起病的程度、速度分为四类。

（1）第一类，叫作急性肝衰竭：是指非常重的一类，一般从起病到出现昏迷不超过14天。

（2）第二类，起病比较缓慢的肝衰竭，叫亚急性肝衰竭。

（3）第三类，慢加急性肝衰竭：这一类在我国是最多见的。因为此类型80%都是由乙肝引起的，而且主要发生在携带乙肝病毒的这些病人中，或者在有慢性肝炎的基础或者已经有肝硬化的基础上，突然由于某个因素致肝细胞大量坏死，迅速出现黄疸、腹水等表现。此型在重型肝炎中约占80%的比例，所以在国内是最主要的类型。

（4）第四类，慢性肝衰竭：如肝硬化的病人，情况逐渐变差，发病6个月以上。而且多是在进展性肝硬化的基础上发展而来的，故叫作慢性肝衰竭。

国外没有这么多的病例，而且以急性肝衰竭为主，如药物性肝中毒或急性肝炎引起的比较多见，跟我们国家不完全一样。

59. 怎样诊断淤胆型肝炎

淤胆型肝炎的起病类似于急性黄疸型肝炎，有持续3周以上的肝内梗阻性黄疸的症状及体征，肝炎症状较轻，肝脏肿大较明显；肝功能化验主要表现为梗阻性黄疸的特点；并排除了其他肝内、外引发梗阻性黄疸的疾病后，可诊断为急性淤胆型肝炎。在慢性肝炎或肝硬化的基础上出现上述表现，可诊断为慢性淤胆型肝炎。

多根据以下的标准：起病类似急性黄疸型肝炎，但自觉症状常较轻。肝功能检查血清胆红素明显升高，以直接胆红素为主，同时伴碱性磷酸酶，γ-谷氨酰转肽酶，胆固醇等各项指标明显增高，谷丙转氨酶中度增高。梗阻性黄疸持续3周以上，并能排除其他原因所致的肝内、外梗阻性黄疸。

60. 怎样诊断肝炎肝硬化

肝硬化的具体表现是肝细胞弥漫性变性坏死，继而出现纤维组织增生和肝细胞结节状再生，这三种情况反复进展，导致肝叶的血液循环途径改变，继而结构改变、硬化、肝脏变形。除了有慢性肝炎病史外，临床上可有水肿、腹水、脾大，白蛋白下降及超声检查改变，胃底食道静脉曲张等门静脉高压表现。肝炎肝硬化的诊断标准有：

①病毒性肝炎等有关病史；

②肝功能损害；

③肝脏可稍大，晚期常缩小、质地变硬、表面不平；

④门静脉高压的临床表现；

⑤肝组织活检可见有假小叶形成。

61. 各种病毒性肝炎应与哪些疾病做鉴别

（一）急性黄疸型肝炎的鉴别诊断

（1）黄疸前期：应与上呼吸道感染、传染性单核细胞增多症、风湿热及胃肠炎等相鉴别：病毒性急性黄疸型肝炎的黄疸前期可有类似于上述疾病的症状，如发热、单核细胞增多、呕吐、腹泻等消化道症状，但以下特点可供鉴别：

①血象中淋巴细胞增高；

②谷丙转氨酶升高；

③肝炎病毒指标检测阳性。

（2）黄疸期：应与其他可引起黄疸的疾病相鉴别，如药物性肝炎，钩端螺旋体病、传染性单核细胞增多症、胆囊炎、胆石症等。

（二）无黄疸型肝炎及慢性肝炎的鉴别诊断

应与可引起肝（脾）肿大及肝功能损害的其他疾病相鉴别，如慢性血吸虫病、华支睾吸虫病、药物性或中毒性肝炎、脂肪肝等鉴别。

（三）慢性肝炎黄疸持续较久者的鉴别诊断

须与肝癌、胆管癌、胰头癌等相鉴别。

（四）重型肝炎的鉴别诊断

应与其他原因引起的严重肝损害，如药物中毒、暴发性脂肪肝等进行鉴别。此外，在急性重型肝炎临床黄疸尚不明显时，应注意与其他原因引起的消化道大出血、昏迷、神经精神症状相鉴别。

62. 病毒性肝炎的并发症、后遗症：肝源性糖尿病是怎么一回事

肝源性糖尿病的发生，主要与糖原合成减少、胰岛素利用不足，影响糖的利用和转化有关，由此造成血糖的升高。同时，摄入过多的高糖饮食，也可增高肝源性糖尿病的发生率。

肝脏是维持血糖代谢平衡的重要器官。无论是急、慢性肝炎，还是肝硬化都有可能由于肝脏的实质性病变，导致糖代谢紊乱而诱发糖尿病的发生。临床将肝病引发的糖尿病称为肝源性糖尿病。

肝源性糖尿病属于继发性糖尿病。其与原发性糖尿病的主要不同在于：在治疗上降糖药物的应用并不是最主要的，而对肝病的控制和肝功能的改善才是最为重要的。随着肝病病情的好转及趋于稳定，血糖可随之降低或恢复正常，糖尿病病情趋于好转。

63. 肝源性糖尿病的诊治要注意哪些事项

（1）临床所见多为中老年肝病患者，儿童和青少年肝病引发肝源性糖尿病的发病率较低，说明肝源性糖尿病具有随着年龄增长患病率增高的趋势。因而要把中老年肝病患者作为主要观察对象。

（2）肝源性糖尿病的发病和病情程度与肝损害程度呈正相关。因而急性重型肝炎、慢性肝炎重度和肝硬化患者为高危对象，务必重视这些肝病患者的血糖检测环节。

（3）由于肝病的影响，肝源性糖尿病常没有典型的"三多一少"症状，因而不能等到出现糖尿病典型症状才引起重视，必须对高危对象及时进行血糖检测。急性重度肝炎患者在其病程中要把血糖检测作为常规检查项目，慢性肝病病程在1年以上者要定期做血糖检测，肝硬化患者也要在每次复查时对血糖进行检测。

（4）一旦确诊肝源性糖尿病，可根据不同情况制订治疗方案，及时有效地治疗可使糖尿病迅速好转，避免并发症，不留后遗症。

64. 病毒性肝炎的并发症、后遗症：脂肪肝是怎么一回事

肝炎后脂肪肝多见于急性病毒性肝炎恢复期或慢性肝炎的病程中，部分病人除体重增加外无明显症状。多数可表现为原有的肝炎症状加重，如乏力、食欲不振、腹胀、腹泻等。有的病人因肝脏体积增大、肝包膜伸张而肝区疼痛加重，往往易误认为系肝炎本身恶化，因而更加限制活动、增加营养，由于体重日增，脂肪肝加重，肝区痛反而加剧，形成恶性循环。个别患者可因小胆管受压而有轻度黄疸。实验室检查主要可见轻度至中度血清谷丙转氨酶升高，往往合并血脂升高和糖耐量减退。

病毒性肝炎合并脂肪肝时，预后基本上取决于肝炎本身的进程。虽然长期的肝内脂肪沉积可能促进肝纤维化，但由于脂肪本身不是主要的致病因素，经过治疗可以吸收和好转，一般地说对预后没有严重的影响。

65. 病毒性肝炎的并发症、后遗症：肝炎后高胆红素血症是怎么一回事

在病毒性肝炎恢复期，少数病人仍有轻度黄疸，持续8周以上，称之为肝炎后高胆红素血症。肝炎后高胆红素血症是病毒性肝炎后胆红素代谢障碍所引起的。患病毒性肝炎后，部分病人出现持久不退的轻度黄疸，血中间接胆红素的增高，并非由于溶血所致，而是病毒性肝炎后，肝脏对间接胆红素的摄取和结合功能降低，使血中间接胆红素

升高。肝炎后高胆红素血症除血液间接胆红素增高外，其他肝功能包括谷丙转氨酶（ALT）均可在正常范围。肝脏活体组织检查，肝炎病变均已恢复。

肝炎后高胆红素血症的临床主要表现为：多数病人主诉易倦怠、全身不适、体力减退、消化不良等，常伴有肝区痛、轻度肝肿大。化验检查血清间接胆红素增高（一般不超过正常值的2倍），而无溶血现象。其他如血清蛋白电泳、血清铁、谷丙转氨酶、碱性磷酸酶、转肽酶等都可正常。最有诊断意义的是胆红素耐量实验，即静脉注射胆红素50mg，3小时后血清胆红素滞留量达30%～100%。

66. 病毒性肝炎的其他并发症、后遗症有哪些

肝硬化和原发性肝癌都是病毒性肝炎严重的并发症和后遗症。病毒性肝炎（乙、丙、丁型）可直接进展为肝硬化，也可进展为肝癌，也可经肝硬化再发展为肝癌。关于肝硬化和肝癌这两种疾病，以下将有专题的讨论。

其他并发症、后遗症还有乙型肝炎的肝外损害，如乙肝相关性肾炎、结节性多动脉炎、关节炎、再生障碍性贫血等，这些疾病发病率都不是很高，不做细致讨论。

67. 各种病毒性肝炎的预后差别很悬殊

由于感染的病毒种类不同，以及病情的轻重不同，预后的差别很大。

（1）急性肝炎：预后大多良好。甲型及戊型肝炎患者大多数能在3个月内恢复健康，但戊型肝炎少数病人可发展为重型肝炎，在孕妇则病情重，病死率为10%～40%。乙型肝炎10%～40%发展为慢性肝炎。丙型肝炎发展为慢性肝炎的比例更高，为40%～50%。HDV重叠感染于乙型肝炎者使病情加重，70%转为慢性。

（2）慢性肝炎：轻度慢性肝炎预后较好；重度慢性肝炎预后较差，约80%五年内发展成肝硬化，少数可转为原发性肝癌。慢性丙肝预后较慢性乙肝稍好，但发展成肝癌比例较高。中度慢性肝炎预后居于轻度和重度之间。

（3）重型肝炎：预后差，病死率50%～70%，慢性重型肝炎病死率达80%以上，并可反复，存活者常发展为坏死后肝硬化。

（4）无症状 HBsAg 携带者：预后一般较好。但亦有小部分患者可发展为肝硬化或肝癌。

（5）淤胆型肝炎：急性者多能恢复，慢性者或重叠感染者预后差，易发展成胆汁性肝硬化。

（6）肝炎肝硬化：静止性肝硬化可维持较长时间，活动性肝硬化预后不良。

第3节 病毒性肝炎的治疗

68. 病毒性肝炎的治疗有哪些手段

病毒性肝炎治疗应根据不同的病原、不同的临床类型及组织学损害，采取不同的方法。总的治疗原则为：适当休息和合理营养，辅以适当的药物，避免饮酒、过劳和使用对肝脏损害的药物。

各种病毒引起的肝炎，由于急慢性、轻重、病程等都有很大的差别，治疗方法及所用的药物也有较大的差别。在药物治疗中，中药的治疗有着悠久的历史，是我国患者重要的治疗手段，更有着调养的特殊作用。

西药治疗近年来有较大的进展，清除或抑制病毒治疗的重要性已受到更多的重视，在最难治的慢性乙肝的治疗中，除了原来的抗病毒药物，新的抗病毒药物不断涌现，已成为当今乙型肝炎治疗的首选。对于病毒性肝炎的治疗，因为题目太大，将分别介绍于后。

69. 急性病毒性肝炎应怎样治疗

急性肝炎多为甲型肝炎。甲型肝炎多为自限性疾病，所谓自限性，就是当疾病发展到一定的阶段时，人体能克制病原体，从而得到恢复。若能在早期得到及时休息，合理营养及进行一般支持疗法，大多数病人能在3~6个月内达到临床治愈。

（1）休息：发病早期应该休息，特别是症状明显及有黄疸者应卧床休息至症状明显减轻、黄疸消退、肝功能明显好转后，可逐渐增加活动量，活动强度以不引起疲劳及肝功能波动为准。在症状消失、肝功能正常后，再经1~3个月的休息观察，可逐步恢复工作。但仍应定期复查1~2年。这里要强调的是休息十分重要，不可小视。

（2）营养：发病早期宜给予易消化、适合患者口味的清淡饮食，但应注意含有适量的热量、蛋白质，并补充维生素C和B族维生素等。若患者食欲不振，进食过少，可由静脉补充葡萄糖液及维生素C。食欲好转后，给予含有足够蛋白质的食物，一般以每天1~1.5g/kg为宜，蛋白质量不必太高；碳水化合物量以每天供给300~500g为宜；可给予适量脂肪，要注意脂肪不宜摄食过多，一般每天30g即足。成年患者每天供给热量8.4MJ（2 000kcal）即可。

（3）急性肝炎一般不需要抗病毒治疗，但急性丙型肝炎可考虑抗病毒治疗（见后述），以减少慢性化的概率。

（4）中药治疗：为重要的治疗手段。可因地制宜，采用中草药治疗或中药辨证治疗。急性肝炎的治疗应采用清热利湿、芳香化浊、调气活血的治法。

热偏重者可用茵陈蒿汤（组成：茵陈蒿12g、栀子9g、大黄9g）、栀子柏皮汤（组成：栀子10g、甘草3g、黄柏6g）加减，或龙胆草、板蓝根、金钱草、金银花等煎服。

湿偏重者可用茵陈四苓散（组成：茵陈蒿30g，白术10g，神曲10g，猪苓9g，枳壳9g，郁金9g，藿香9g，茯苓18g，板蓝根18g，泽泻12g）、三仁汤（组成：杏仁15g、白蔻仁6g、生薏仁18g、飞滑石6g、白通草6g、竹叶6g、厚朴6g、半夏15g）加减。

淤胆型肝炎多与湿热淤胆、肝胆失泄有关，在清热解毒利湿的基础上，重用消瘀利胆法，如赤芍15g、黛矾5g、硝矾散5g（组成：芒硝30g，白矾30g，硼砂10g，冰片5g）等，或用蒲公英30g、夏枯草30g、板蓝根15g、金银花10g、金钱草30g水煎服，或茵陈20g、金钱草30g、白茅根20g、赤芍15g水煎服，一般可奏效。对退黄及降酶效果不满意者，可加用茵陈20g、栀子15g、黄连10g、黄芩10g、黄柏10g及大黄10g，水煎服。

以下验方对急性肝炎有效，可以辨证试用：

处方1：

辨证施治：湿热毒邪瘀滞，治以清热除湿，活血解毒。适合于急性黄疸型肝炎。

处方组成：茜草20g，茵陈20g，淮山药20g，甘草15g。水煎服，每日1剂，日服2次（服用时加少量白糖），10日为1疗程。

处方2：

辨证施治：湿热内蕴，熏蒸肝胆。治以清热解毒，利湿退黄。适合于急性黄疸型病毒性肝炎。

处方组成：虎杖30g，茵陈30g，板蓝根30g，蒲公英30g，陈皮10g。水煎服，每日1剂，分早晚服。

处方3：

辨证施治：湿热毒邪瘀滞，治以清热除湿，活血解毒。适合于急性黄疸型病毒性肝炎。

处方组成：茵陈20g，茜草20g，淮山药20g，甘草15g。水煎服，每日1剂，分早晚服。

以上均为有效验方，但必须在医生的指导下服用。

70. 慢性病毒性肝炎应怎样治疗

慢性肝炎应根据病人的具体情况采取综合治疗方案。包括合理的休息和营养，心理辅导及药物治疗。治疗的总体目标是：最大限度地长期抑制或清除肝炎病毒，减轻肝细胞炎症坏死及纤维化，延缓和阻止疾病进展，减少和防止肝脏失代偿、肝硬化、肝癌及其并发症的发生，从而改善生活质量，延长寿命。治疗原则为：抗病毒、免疫调节、抗炎保肝、抗纤维化和对症治疗以及心理治疗。其中抗病毒治疗是关键，只要有适应证，且条件允许，就应进行规范的抗病毒治疗。此外，中医中药对于慢性肝炎的治疗亦有较好的疗效。以下将分别讨论各种情况下的治疗措施。

71. 慢性病毒性肝炎的一般治疗方法有哪些

（1）适当休息，避免过劳：在肝炎活动期应适当卧床休息；病情好转后应注意动静结合；至静止期可从事轻工作；症状消失，肝功能恢复正常达3个月以上者，可逐渐恢复力所能及的、以不感觉疲劳的工作，但应避免过劳，在临床上因为过劳而复发的病例屡见不鲜。且须定期复查。

（2）合理饮食：适当的高蛋白、高热量、高维生素的易消化食物。但要注意不要过分的高营养，并监控体重作为根据，以防脂肪肝发生；禁忌饮酒。

（3）接受正确的心理辅导：建立正确的疾病观，保持信心，并有耐心。切勿乱投医，以免误诊误治。

（4）抗病毒治疗：是治疗慢性病毒性肝炎的重要手段，以下将有专题讲讨论。

（5）防纤维化治疗：以下将有专题讨论。

（6）中医中药治疗：可参照急性肝炎的治疗原则，辨证施治。

72. 慢性病毒性肝炎的抗炎保肝、改善和恢复肝功能治疗有哪些

抗炎保肝治疗、改善和恢复肝功能治疗是肝炎治疗中重要的措施，虽然不能消灭病毒，却能消除或改善症状改善肝功能。这些措施有：

（1）维生素类（B族维生素、维生素C等），凝血酶原时间延长或黄疸明显者可给予维生素K。

（2）抗炎、抗氧化、保护肝细胞膜、降酶、退黄等药物：

①甘草酸制剂（如甘利欣、美能等）；

②水飞蓟素类（如水林佳、益肝灵等）；

③联苯双酯或双环醇，该类药降酶作用较明显；

④还原型谷胱甘肽、必需磷脂、肝泰乐、维丙胺等；

⑤促肝细胞生长素等；

⑥退黄药物：有退黄作用的药物有丹参、茵栀黄、门冬氨酸钾镁、腺苷蛋氨酸、熊去氧胆酸、皮质激素等。

73. 慢性病毒性肝炎的免疫调节疗法有哪些药物

免疫治疗也叫生物调节治疗。免疫治疗是当今慢性肝炎治疗的重要手段之一。目前临床上多用免疫增强剂。关于免疫治疗，近年来有较大的突破。主要方法有：

（1）胸腺肽类：这一类药物有数种，慢性肝炎多用胸腺肽α1：有增强非特异性免疫功能的作用，具体的方法为1.6mg皮下注射，每周2次，疗程6个月。

（2）左旋咪唑：为干扰素诱导剂，能激发身体产生干扰素。每次50mg，每日服2～3次，但近来多采用左旋咪唑涂布剂，更为安全。

（3）多糖类免疫佐剂：如猪苓多糖，香菇多糖，云芝多糖等。近年来一种名为雾茸

的蕈类受到重视，已经制成注射用制剂。

（4）DC细胞—生物免疫疗法：DC细胞就是树突状细胞，是人体一种免疫细胞，具有极强的传递免疫信息的作用。人体的T淋巴细胞是一种杀伤细胞，经过白细胞介素Ⅱ的激活后，其杀伤作用可提高数百倍，若再将DC细胞加入，其作用又可提高数百倍。这种打包式的治疗被称为CIK-Pack生物疗法，目前试用于慢性肝炎的治疗，有报道已收到较好的效果。

74. 慢性病毒性肝炎的中医中药治疗有哪些

中医中药已广泛应用于慢性肝炎、肝纤维化、肝硬化的治疗，取得了较好的疗效。

（1）中医辨证论治。

治疗原则为去邪、补虚及调理阴阳气血，辨证施治。湿热未尽者可参照急性肝炎治疗；肝郁脾虚者宜舒肝健脾，可用逍遥散加减；肝肾阴虚者宜滋补肝肾，用一贯煎加减；脾肾阳虚者宜温补脾肾，可用四君子汤合金匮肾气丸等；气阴两虚者宜气阴两补，可用人参养荣汤加减；气滞血瘀者宜调气养血，活血化瘀，用鳖甲煎丸加减。

（2）促进肝组织修复，改善肝功能，抗肝纤维化的中药治疗。

①谷丙转氨酶升高长期不降者的治疗：湿热偏重者可选用垂盆草、山豆根及其制剂；湿热不显者可选用五味子制剂。在酶值降至正常后应该逐步减量，继续治疗2~3周后停药，以防反跳。丹参和毛冬青有活血化瘀作用，与上述药物合用可提高疗效。

②改善蛋白代谢的治疗：以益气养血滋阴为主，可选用人参、黄芪、当归、灵芝、冬虫夏草等及当归丸、乌鸡白凤丸、河车大造丸等。

③抗肝纤维化的治疗：以活血化瘀软坚为主，可选用桃红、红花、丹参、参三七、百合、山慈姑、柴胡、鳖甲、䗪虫等。剂量据情况而定。

以下为有效验方：

验方1：

辨证施治：气滞血瘀，治以清热除湿，活血解毒。适合于治疗慢性肝炎。

处方组成：柴胡9g，全蝎10g，山楂15g，黄芪20g，茵陈20g，郁金30g，丹参30g，赤芍30g，白花蛇舌草30g，三七粉2g（冲服）。每日1剂，分早晚服。

验方2：

辨证施治：湿热内蕴，熏蒸肝胆，治以清热解毒，活血祛瘀，健脾疏肝，益气温肾。适合于慢性乙型肝炎。

处方组成：黄芪30g，虎杖10g，白花蛇舌草15g，露蜂房15g，半枝莲15g，仙鹤草15g，土茯苓15g，仙灵脾15g，鹿衔草15g，柴胡12g，郁金12g，当归12g，生鸡内金12g，桂枝9g，甘草3g。水煎服，每日1剂，分早晚服。

验方3：

辨证施治：湿热邪毒久酝，肝郁血瘀，脾肾两亏，营卫失调；治以健脾补肾，益气调营。适合于慢性乙型肝炎。

处方组成：炙首乌30g，当归15g，黄芪60g，白术15g，白芍15g，板蓝根30g，土茯苓30g，贯众20g，山楂30g，神曲30g，麦芽30g。水煎服，每日1剂，连服3个月。

加减：湿热盛者加茵陈、栀子30g，黄芩15g。脾虚加太子参20g，陈皮10g，薏苡仁10g。气滞加枳壳15g，木香15g。血瘀加三棱10g，莪术10g，桃仁10g，红花10g，鳖甲20g。失眠加酸枣仁10g，柏子仁10g。水煎服，分早晚服。

验方4：

辨证施治：气滞血瘀，治以舒肝活血，利湿解毒。适用于慢性病毒性肝炎。

处方组成：柴胡9g，全蝎10g，山楂15g，黄芪20g，茵陈20g，郁金30g，丹参30g，赤芍30g，白花蛇舌草30g，三七粉2g（冲服）。水煎服，每日1剂，日服2次。

以上均为有效验方，但必须在医生的指导下服用。

75. 为什么说慢性乙肝和丙型肝炎一定要接受抗病毒治疗

病毒性肝炎在肝内发展的共同点是：当病毒进入肝细胞后，在细胞内不断复制和增殖，直至那个肝细胞坏死和破裂，此时细胞内的病毒即向周围没有被感染的肝细胞扩散，进入这些肝细胞内，继续复制增殖病毒，这样周而复始地发展着，这是一个方面。另一个方面是肝细胞的不断新生，肝脏是个可以新生的脏器，新生的肝细胞可部分地补偿死亡的肝细胞，而已经坏死的肝细胞则代之以纤维组织的修复，修复的最终结果是肝脏的纤维化。肝纤维化的进一步发展就会形成肝硬化。

正因为乙肝病毒、丙肝病毒是造成肝炎发生、发展的根本原因，保肝治疗只是病毒性肝炎的一种对症治疗，转氨酶降至正常也并不等于慢性肝炎治愈，病毒仍然潜伏于肝细胞内，并在继续复制和增殖，随时都能引起转氨酶再次升高。因此，抗病毒治疗才是各种治疗中最重要的治疗措施，只有将病毒长期抑制住，才能避免病毒继续破坏肝脏，这才是治疗的根本。认为肝功能正常了就不必抗病毒治疗的想法肯定是错误的。

慢性乙肝、丙肝病毒感染者的一些肝细胞内有病毒，治疗的主要目的是通过清除或长期抑制病毒，以防止病毒进行新的播散，感染其他未被感染的肝细胞，并防止肝纤维化的进展。其他的治疗，如保肝治疗、降酶治疗等在每个阶段都很重要，但都不能代替抗病毒治疗。

治疗慢性乙型肝炎重视抗病毒、抑制病毒的治疗，还因为病毒的复制和反复炎症会使肝脏不断受损，如不进行有效的抗病毒治疗，病毒整合于人体的细胞里，持续存在并复制，肝脏损害加重，发展下去就有发生肝硬化甚至肝癌的可能。据近年来亚洲有关统计数字表明，诊断慢乙肝后5年内发展为肝硬化的比例为12%~25%，而诊断为肝硬化后5年内肝细胞肝癌的发生率为6%~15%，肝功能衰竭发生率为20%~23%。近10年国内外的数字显示，经过规范抗病毒治疗的患者，肝硬化和肝癌的发生率下降55%~60%，所以抗病毒治疗是关键。

76. 慢性病毒性肝炎抗病毒治疗的目标是什么

在病毒性肝炎的治疗中，有的人"打打停停"，有的人无所适从或不知怎样才好，结果是给治疗带来更大的困难与麻烦，原因在于不了解慢性肝炎的治疗目标是什么。

当前，慢性病毒性肝炎的治疗目标已达成共识，即慢乙肝抗病毒治疗的目标是：长期抑制乙肝病毒，由此可以抑制或降低乙肝病毒的致病作用与传染性，通过治疗还可阻止或降低肝脏的坏死和炎症病变，稳定病情，防止乙肝向肝硬化与肝癌发展。

慢性丙型肝炎的抗病毒治疗目标与乙肝抗病毒治疗相似，且部分能清除丙肝病毒或长期抑制丙肝病毒，能显著降低肝硬化、肝癌的发生。部分患者可治愈，疗效较乙肝更好。

77. 慢性乙型肝炎的抗病毒治疗药物有几类？有哪些适应证

目前主要有干扰素和核苷（酸）类似物两大类。只要符合适应证，都应积极进行规范的抗病毒治疗。

抗病毒治疗的适应证有：

①HBV DNA $\geqslant 10^5$copies/mL（HBeAg阴性者为 $\geqslant 10^4$copies/mL）；

②ALT $\geqslant 2\times$正常值上限；

③如用干扰素治疗，ALT应 $\leqslant 10\times$正常值上限，血总胆红素应 $\leqslant 2\times$正常值上限；

④ALT $< 2\times$正常值上限，但肝组织学（肝穿刺活组织检查）显示炎症活动指数（Knodell HAI）$\geqslant 4$，或炎症坏死 $\geqslant$ G2级或纤维化 $\geqslant$ S2期。同时应注意排除由药物、酒精和其他因素所致的ALT升高，也应排除因应用降酶药后ALT暂时性正常。

78. 怎样判定抗病毒治疗是否有效

首先，许多人反映，在读到一些治疗病毒性肝炎的疗效判断的书籍中，常见到"应答"两个字，这常常使人不解。那么什么叫应答呢？

这的确是一个不容易理解的词，其实粗略地理解起来也不难：就拿治疗病毒性肝炎来说，是一种行为，用药是行为的一个面，用药后产生效果的表现就是应答；若治疗后没有反应的表现，就是没有应答。所以在某种程度上可以把应答理解为有效。这样，当您看到疾病资料中这些表述时，就容易明白了。

现在回到抗病毒治疗的主题，抗病毒治疗的疗效判定标准有：

（1）完全应答：HBV DNA阴转，ALT正常，HBeAg血清转换（即HBeAg消失，抗-HBe出现）；

（2）无应答：HBV DNA，ALT，HBeAg都没有改变者；

（3）部分应答：介于完全应答和无应答之间。

79. 慢性乙型肝炎为什么要坚持长期抗病毒治疗

慢性乙型肝炎的抗病毒治疗必须是长期的，根本原因是目前的一切治疗手段都还不可能完全清除体内的乙肝病毒，而只是部分地清除或抑制病毒的复制和增殖，未到疗程而停药，病毒又会活跃起来。长期的抗病毒治疗是指长期控制病毒，并非是对药物的依赖，也是为了保持已获得的疗效。如果治疗半年仍无效，可以在医生的指导下换用或加用其他抗病毒药，继续抑制病毒，不必害怕产生对抗病毒药物的依赖性。

当前在患者中有的人认识有偏差，认为"小三阳"比"大三阳"好，"大三阳"需要抗病毒治疗，而"小三阳"就没有必要了。其实，所谓"大三阳"是乙肝五项检测中HBsAg、HBeAg及抗-HBc三项阳性，"小三阳"指乙肝五项检测中HBsAg、抗-HBe及抗HBc三项阳性，区别在于HBeAg与抗-HBe哪一种为阳性。慢性乙型肝炎病情轻重要看肝功能等指标的好坏；传染性大小要看血液中病毒载量，也就是HBV DNA的数量。在抗病毒治疗中，检测不到乙肝病毒（HBV DNA）后，如果伴随"大三阳"变成"小三阳"，提示病毒在血液中被清除，但如果HBV DNA仍然阳性，即使已变成"小三阳"，也还是有病毒活动。因此，要依不同的时间、背景辨证地看待"大三阳"和"小三阳"。所以认为只有大三阳需要抗病毒，而小三阳则不需要的认识也是错误的。

还有人认为：既然病毒不能完全清除，那就不必行抗病毒治疗了。这种认识是不正确的。由于乙肝病毒具有复制和增殖的特点，很难被目前的抗病毒药彻底清除，但可以达到长期被抑制；只要病毒被抑制，就不会对肝脏造成破坏，患者的病情就能稳定，这样患者就可以正常地工作、学习、生活，这就是治疗所要达到的目标之一。因此，即使不能清除乙肝病毒，有效地抑制病毒也是有益和必要的。

80. 慢性乙型肝炎怎样才能获得理想的抗病毒治疗效果

由于乙肝病毒很难被彻底根除，而乙肝病毒的持续复制又会导致肝硬化、肝癌的严重后果，所以慢性乙肝抗病毒治疗的目标是长期地抑制乙肝病毒的复制。因此，乙肝抗病毒治疗成功的关键是必须做到长期坚持。

那么，怎样才能获得理想的治疗效果呢？

（1）选择合适的抗病毒治疗期

对于慢性乙肝患者来说，接受抗病毒治疗是阻止乙肝发展的有效手段。只有清除或抑制乙肝病毒，才能防止慢性乙肝的发作。治疗乙肝的主要目的是稳定病情，防止乙肝向肝硬化与肝癌发展。乙肝病情发展的过程可以大致分为四个阶段，医生选择不同的阶段合理使用抗病毒药物，对于乙肝病情的控制十分重要。

第一阶段称为"病毒携带期"，也称"免疫耐受期"。由于绝大多数的乙肝患者属于母婴垂直传播，因此这一阶段往往是乙肝患者的幼年时期。在这个阶段，患者的免疫功能没有健全，此阶段肝功能正常，但是病毒复制处于高水平状态。

第二阶段是"病毒清除期"，也称为"免疫清除期"。在此阶段，人体的免疫功能开始同病毒作斗争，但是并不能将病毒完全清除掉，所以这时期是乙肝病人的"多事之秋"。在这个阶段，患者由于工作疲劳、使用药物和病毒的反复活动，病情很容易反复，有的甚至发展成重型肝炎。此时若病毒复制处于高水平，易发展成肝硬化。

第三阶段称作"病毒残留期"，也称"免疫控制期"。乙肝病毒复制处于低水平，肝功能基本正常。

第四阶段是"病毒再活跃期"，也称"再活动期"。就是乙肝病毒再次在体内活跃发展的时期。

并非这四个阶段都需要使用抗病毒药物，只有在病毒复制活跃的"病毒清除期"和"病毒再活跃期"，抗病毒治疗才能达到比较好的治疗效果。

（2）合理使用抗病毒药物

自1999年首个针对乙肝病毒的核苷（酸）类口服抗病毒药拉米夫定问世以来，乙肝抗病毒治疗已经走过了10多年的发展历程。临床常用的抗乙肝病毒药物包括干扰素和核苷类似物两大类。从抑制病毒机制来看，干扰素类是通过激活人体免疫系统来达到抑制病毒的作用，而核苷（酸）类似物则直接抑制乙肝病毒的复制，两者的治疗目的都在于最大限度地抑制病毒复制，从而控制乙肝病程的进展。

（3）治疗态度决定生活质量

目前，全世界范围内还没有一种药物能短时间内彻底根治慢性乙型肝炎。一些药厂和医疗机构推出一些所谓"根治乙肝"的药物，夸大药物疗效，迎合慢性乙肝患者求愈心切的心理。倘若患者不断尝试这些药物，不仅经济上造成损失，还有可能因此失去阻止病情向肝硬化发展及肝癌发生的良好治疗时机。慢性乙型肝炎的治疗是长期的、复杂的。只要病人树立信心，接受科学的、规范的长期治疗，使病情稳定、进行正常的生活和工作、阻止病情向肝硬化发展、降低肝癌发生率的目标是完全可以达到的。

治疗态度正确了，自然地在营养、休息、睡眠、工作、尤其是心态等各方面，都会做到科学和合理，这样才能收到理想的抗病毒治疗效果。

81. 什么是慢性乙型肝炎的干扰素治疗

干扰素是通过诱导机体产生的一种细胞因子，现已有精制的干扰素制剂，而且已有多种剂型。干扰素能在多个环节抑制病毒复制，起到治疗作用。选择合适的时期与干扰素疗效有重要的关系。如肝炎处于活动期，ALT升高，病程短，女性，HBV DNA滴度低等疗效较好。

（1）常用的干扰素有两种：

①普通干扰素α（普通IFN-α）：成人剂量为500万单位（5MU），每周3次或隔日1次，皮下或肌肉注射，疗程1年，根据病情还可适当延长，应注意剂量及疗程的个体化，如治疗6个月无应答，可改用其他抗病毒药。

②聚乙二醇化干扰素α-2a（PegIFNα-2a）：成人剂量180μg，每周1次，皮下注射，疗程1年。剂量应根据患者耐受性等因素调整，疗效优于普通干扰素。

（2）有下列情况者不适宜使用干扰素：

①失代偿肝硬化；

②自身免疫性疾病；

③有重要器官病变（严重心、肾疾患，糖尿病，甲状腺功能亢进或低下等）；

④精神病史、癫痫等；

⑤酗酒、吸毒者；

⑥妊娠；

⑦血清胆红素＞正常值上限2倍；

⑧治疗前中性粒细胞计数＜$1.0×10^9$/L，血小板＜$50×10^9$/L等。

作为药物，干扰素也可能出现不良反应：如有流感样症状（发热、肌肉关节酸痛等）；神经、精神异常：易怒、焦虑、抑郁等；诱发自身免疫性疾病；白细胞、血小板减少等骨髓抑制疾病；心、肾脏器病变以及脱发等。

干扰素必须在专科医生的评估后，并在其指导下应用，还要定期复查，密切观察病情变化及不良反应。

82. 核苷（酸）类药物为什么能治疗慢性乙型肝炎

核苷（酸）类药物是当前治疗乙肝中用得最多的药物，特点是结构与核苷酸相类似、治疗效果较好，副作用轻。那么，核苷（酸）类药物为什么能治疗乙肝呢？

病毒在细胞核中要不断地通过复制产生新的病毒，这是病毒繁衍的基本形式，这种复制要在特殊的酶（聚合酶链）的作用下进行，复制过程中首先要使病毒与酶相连接，再延长酶链，最后达到产生另一个与原病毒完全相同的病毒。核苷（酸）类似物这一类药物的结构，与病毒的某一个链相似，但并非相同，所以此类药物主要作用于HBV的聚合酶区，通过取代病毒复制过程中延长聚合酶链所需的结构相似的核苷，终止链的延长从而抑制病毒的复制。

这就不难理解，此种药物治疗并非直接杀灭病毒，而是把病毒"骗"到死亡的道路上去；治疗时间要长一些，疗程要根据患者的情况而定，如对HBeAg阳性慢性乙肝，治疗至HBV DNA阴转，HBeAg血清转换后继续用药1年以上；对HBeAg阴性慢性乙肝至少两年半以上，治疗终点尚难定。肝硬化患者则需长期应用。

83. 治疗慢性乙型肝炎的核苷（酸）类药物有哪些

目前，治疗慢性乙型肝炎的药物逐渐增多，可有较大的选择空间。这类药物有：

（1）拉米夫定（贺普丁）：长期治疗可减轻炎症、降低肝纤维化和肝硬化、肝癌的发生率。本药耐受性良好，副作用少而轻。拉米夫定的用法为100mg，口服，每日1次。

拉米夫定的副作用多属轻度，仅约1.6%的病人出现。总的来说，拉米夫定是一种甚为安全的药物，可以长期应用。但随用药时间延长，发生耐药变异的比例增高，1～5年的耐药率分别为14%，38%，49%，67%，69%。这种耐药是治疗的过程中病毒产生变异的结果，此类变异名叫YMDD变异，后面将有专题的解释。

（2）阿德福韦酯（贺维力、名正等）：其耐药发生率低，且对拉米夫定耐药变异的患者疗效好，尤其适合需长期用药或已发生拉米夫定耐药者。较大剂量时对肾脏有一定损害，主要表现为血清肌酐升高和血磷下降，因此，应定期查血清肌酐和血磷。用法为10mg，口服，每日1次。

（3）恩替卡韦（博路定）：本药抑制HBV DNA复制作用强而迅速，且对初治患者耐药率很低，治疗1年时的耐药率为0，但对已发生YMDD变异的患者1年时的耐药率为5.8%。成人初治患者剂量为0.5mg，口服，每日1次，对有拉米夫定耐药（YMDD变异）者剂量提高至每日1mg，该药在餐前或餐后2小时服用效果较好，尽量避免食物对该药吸收的影响。

（4）替比夫定：据报道HBeAg血清转换率较高，治疗2年时可达30%。用法为600mg，口服，每日1次，

（5）其他还有：替诺福韦，恩曲他滨等，正在临床试验中。

慢性乙型肝炎目前在理论上是一种还不能完全根除的疾病，一切治疗都必须争取在最适应、最合理的情况下进行，而且核苷（酸）类似物药物较为复杂，有的容易产生耐药性，必须在专科医生的指导下选用药物，切不可任意选用或听治疗有效的患者介绍即去购买某种药物服用。

84. 替比夫定是什么药

目前用得最多的抗乙肝病毒药物是干扰素类和核苷（酸）类药物。核苷（酸）类药物有拉米夫定，阿德福韦酯，恩替卡韦，替比夫定，替诺福韦，克拉夫定等几种，但用得最多的是拉米夫定、阿德福韦酯，恩替卡韦3种。替比夫定并非新药，但在国内应用还是较新的，值得做以介绍。

核苷（酸）类药物的优点是"有效性、易行性、安全性"，但是也有疗程不固定、易发生病毒耐药、停药后易复发等的缺点。替比夫定在国内市场的出现，无疑会增添一份力量，在国内也是较新的抗乙肝新药。替比夫定为天然胸腺嘧啶脱氧核苷的自然L-对映体，是人工合成的胸腺嘧啶脱氧核苷类抗乙肝病毒多聚酶药物。在细胞激酶的作用下被磷酸化为有活性的代谢产物——腺苷，腺苷的细胞内半衰期是14小时。通过整合到HBV DNA中造成乙肝病毒DNA链延长的终止，从而抑制乙肝病毒的复制，同时抑制乙肝病毒DNA第一链和第二链的合成。替比夫定抑制50%病毒DNA复制的浓度。在细胞培养中，替比夫定的抗病毒作用不被核苷类HIV逆转录酶抑制剂抵抗，而与阿德福韦酯联用具有协同效果。接受替比夫定每天口服600mg的患者52周后，血清中未发现可检测的乙肝病毒的比例为59%（252/430）和89%（202/227）。

适用于治疗有乙型肝炎病毒活动复制证据并伴有谷丙转氨酶（ALT）持续升高或肝脏组织学活动性病变的肝功能代偿的成年慢性乙型肝炎患者。必须在有经验的专业医生指导下使用。成人和青少年（≥16岁）的推荐剂量为每日1次，每次600mg，勿超过推

荐剂量使用，饭前或饭后口服均可。治疗的最佳疗程尚未确定。肾功能损伤且肌酐清除率≥50mL/min的患者，按照推荐剂量和用法服用即可；肾功能损伤且肌酐清除率<50mL/min的患者包括进行血液透析，终末期肾病（ESRD）患者，应在医生的指导下调整剂量和用法。终末期肾病（ESRD）患者服用本品应在血液透析完后进行。肝功能损害患者，无需改变推荐剂量和用法。服用本品期间，应当定期监测乙型肝炎生化指标、病毒学指标和血清标志物，至少每3个月1次。

替比夫定可分泌到大鼠的乳汁中，但替比夫定对孕妇和HBV母婴传播的影响未进行研究；目前尚不知道替比夫定是否会分泌到人的乳汁中，所以哺乳期妇女使用本品应避免授乳。

替比夫定在16岁以下患者中的疗效和安全性尚未明确。本品不宜于儿童和青少年。

替比夫定在65岁以上老年患者中的疗效和安全性尚未明确。考虑到老年人由于各种并发症造成的肾功能损伤，在使用本品时，应监测患者的肾功能并相应调整药物的剂量和用法。

替比夫定的副作用体现在以下几个方面：

（1）病毒易产生耐药性，长时间服用使病毒对药物具有抵抗性，药物效果越来越不明显。

（2）停药易反弹，必须长期使用，以抑制病毒，一旦停药病毒会反弹导致病情恶化，肝细胞再受破坏，肝功能严重损害。

（3）必须在肝炎发病时才能开始治疗，在病毒免疫耐受期不宜治疗。

85. 走出慢性乙型肝炎治疗中的两大误区

当前慢性乙型肝炎的治疗中，存在着两大误区。

一个是一味追求护肝降酶。必须强调，在慢性乙型肝炎的活动期，护肝和降酶治疗的确很重要，但是在活动期过后，重要性就相对下降了。其实，在肝炎的活动期，除了护肝降酶治疗外，正是抗病毒治疗的最佳时段，比活动期过去后的疗效要好得多，是一个必须争取的治疗时机。但是有的患者尽管肝功能已恢复，仍一味护肝和降酶治疗，忽视了抗病毒的治疗，这就更错了。因为病毒依然潜伏在肝细胞内，不断复制，病毒数不断地增殖，病情继续在进展，因此抗病毒治疗才是关键。一味护肝降酶，治标不治本，成为舍本求末的治疗，只能延误病情，为此后的治疗带来更多的困难。

另一个误区是一味寻求"捷径"，总是想找到一条快速治愈的路，于是在当前药物广告无孔不入和遍地皆是的情况下，极其容易被引入歧途，总是怀着"也许有效"的幻想，盲目地听信，结果是走完弯路后，重新走回原来的路，浪费了金钱和宝贵的治疗时间，此类惨痛的教训很多。有的人更是喜欢相信偏方，他们的根据竟是"偏方治大病"的所谓"古话"。偏方是在民间流传不见于古典医学著作的中药方，是人们积累的片面的、个别成功的实践知识，之所以说片面，是因为疾病很复杂，人的个体差异又很大，某一种疗法对甲病有效，对乙病就不一定有效，对张三有效，对李四不一定有效。在

21世纪科学高度发达的今天，仍相信老祖宗的片面的、残缺不全的经验，难道不感到可笑吗？

86. 不要盲目追求乙肝表面抗原转阴

乙肝患者的治疗中，表面抗原阳性无疑是压在患者和家属心头的一块大石头。乙肝病毒表面抗原转阴是很多病人的梦想。但是到目前为止，全球还没有研制出一个可以完全清除乙肝病毒的药物。目前只能通过抗病毒药物长期抑制它们的复制，逐渐让其消耗干净，因此，盲目追求HBsAg转阴是不现实的。国际上任何乙肝指南也没有将HBsAg转阴当成乙肝治疗的根本目标。在当前的药物中，长效干扰素等药物确实有助于提高转阴比例，但只能对10%左右的患者产生效果。所以没有必要盲目追求表面抗原的转阴，而抗病毒治疗才是最重要的。有权威专家打了个比方说，实现病毒表面抗原转阴就像赢得"金牌"，其实能赢得"银牌"也很好。对e抗原阳性患者来说，银牌就是实现e抗原的血清学转换，也就是把"大三阳"转为"小三阳"。这能大大降低患者日后发展为肝硬化、肝癌的风险。

在表面抗原转阴的问题上，一个很重要的问题是不要上一些药品广告的当，那些广告为迎合患者和家属的迫切心情，把药品的表面抗原转阴率说得天花乱坠，一不小心就上当了。

87. 乙肝治疗有终点吗

近10多年来，乙肝的治疗进展非常快，最大的突破就是抗病毒治疗。合理的治疗方案应是有限疗程，即治疗一段时间可实现停药，且病情不反复，这是一个很大的进步与提高。以e抗原阳性的乙肝患者为例，有限疗程的条件是病毒DNA呈阴性，且发生e抗原血清学转换，此后再坚持治疗1年左右就有希望停药。2010年亚太肝病年会发布的临床研究数据显示，替比夫定在该方面优势较明显。替比夫定治疗4年，患者累计e抗原血清学转换率为54%；而对于接受替比夫定治疗24周时乙肝病毒DNA检测不到的患者，4年的累计e抗原血清学转换率更是高达66%。

乙肝治疗是有终点的，对于终点可以这样理解：

（1）基本治疗终点：不论是"大三阳"或"小三阳"都必须实现HVB DNA检测不到，这个终点相对比较容易。目前的抗病毒治疗，不管是核苷酸类似物或者干扰素，都有相当比例的患者可以达到这个终点。

（2）满意的治疗终点：HBV DNA转阴，并且e抗原转换成e抗体、转氨酶稳定正常，通过合理的治疗，相当一部分患者能够实现此目标。

（3）理想的治疗终点：HBV DNA转阴，并且表面抗原转换成表面抗体，在实际治疗过程中，仅有很少比例能达到这个终点。慢性乙型肝炎的难治是一个不争的事实，但并非完全治不好，所以说乙肝治疗绝不是"不归路"，正因为有了上述终点，乙肝治疗不再是"遥遥无期"。如果是服用核苷酸类似物药物的话，"大三阳"达到满意治疗终点

（即"双达标"），原则上需要继续抗病毒治疗 1 年后方可考虑停药；"小三阳"达到基本治疗终点，原则上需要继续服药保持疗效 18 个月者可考虑停药。

88. 硒元素也可用于治疗肝炎

防治慢性病毒性肝炎，有机硒可使肝炎的发病率降低。硒元素是众所周知的心脏的守护神，硒又是癌症的克星，科学补硒对预防心脑血管疾病、高血压、动脉硬化以及癌症等都有较好的作用。近年来的研究发现，硒能防治肝病主要有三方面作用。

（1）调节免疫

肝病患者往往有易疲劳、睡眠不好的现象，其实这些都是由于免疫力低下诱发的，免疫力低还直接造成了机体识别及抑制病毒的能力下降，其最明显的表现就是体内的病毒难以完全清除，病情反复发作，原因是机体对乙肝病毒呈现"免疫耐受"，免疫功能不能攻击、清除乙肝病毒，只是一味地"忍受"。因此，控制肝病的关键是增强免疫功能，打破机体的免疫耐受。使免疫功能派上用场。在人体中几乎每一种免疫细胞都含有硒，补硒可有效调节人体免疫功能，改善肝病患者的多种症状，防止肝病的复发与加重。

（2）防止肝纤维化

肝病病情的发展有肝炎——肝硬化——肝癌"三部曲"之说。所以肝病患者一定要防止肝病向肝硬化、肝癌方向发展。目前临床专家均有以下共识：治疗慢性肝炎，抗病毒的同时，必须抗肝纤维化，因为肝纤维化几乎是慢性肝病向肝硬化、肝癌转化的必经之路，阻断肝纤维化具有重要意义。世界著名肝病权威专家汉斯指出，"谁能阻止或延缓肝纤维化的发生，谁就将治愈大多数慢性肝病"。而抗肝纤维化也是防止肝病向肝癌转化的最经济有效的方法之一。科学研究表明：硒作为体内抗氧化保护系统的重要组合，能阻断体内有害物质自由基对肝脏细胞和肝星形细胞的损害。因此，肝病患者补硒可以达到阻断肝纤维化，预防肝硬化、肝癌的目的。

（3）抗乙肝病毒

现代医学认为：引发肝病的罪魁祸首是在机体内的乙肝病毒，而肝病的复发和加重与病毒变异有很大关系，在我国肝炎患者中 70% 左右有病毒变异现象，如临床中常会出现"小三阳"合并病毒 DNA 阳性，肝功能检查反复波动，主要就是由乙肝病毒变异引起的，我国著名食品营养与安全权威专家陈君石教授说："硒是唯一与病毒感染有一定直接关系的营养素。"世界著名的病毒学家美国乔治亚大学泰勒博士也提出了硒与病毒有着密切的关系。如肝病病毒、心肌炎病毒中均有一种含硒的酶存在，如果人体缺硒，就会使病毒发生变异，病毒变得更加凶狠，从而使患者病情加重。所以肝病患者补硒有利于阻断病毒的变异，控制病情，防止肝病加重与反复发作。

硒可明显抑制肝脏炎症的发展。含硒量高的食物是硒的主要来源，含硒量较高的有鱼类、虾类等水产品，其次为动物的心、肾、肝。蔬菜中含硒量最高的为金花菜、荠菜、大蒜、蘑菇，其次为豌豆、大白菜、南瓜、萝卜、韭菜、洋葱、番茄、莴苣等。药物"养肝片"也含硒。如果食物中含硒量过低或缺乏，那么乙型肝炎表面抗原阳性率、纤维化率及肝癌的发生率就增高。说明硒对肝病确有一定的治疗作用，对肝炎继发肝癌也有预防效果。

89. 乙肝病毒变异是怎么一回事

乙肝病毒变异是当前影响疗效的一个大问题，受到患者的广泛重视。那么什么是乙肝病毒的变异呢？

乙肝病毒作为一个有生命的机体，是在自然环境中生存的，必然受到环境的不同强度的刺激、打击和摧残。对于无法适应的刺激，病毒就死亡了；对于能适应的刺激，病毒适应了。这适应的过程，也就是病毒改变自己的过程，这就是变异，正像人类不断改变自己一样。

乙肝病毒为高变异病毒。人体免疫力及抗病毒治疗，可促使乙肝病毒发生变异，换一个说法，病毒为了生存，遭受到外来打击后，会把自己打扮起来，让环境无法识别，以逃脱免疫监视或药物的杀灭，免遭死亡的结果。

乙肝病毒的变异可从乙肝病毒表面抗原和乙肝病毒e抗原的变异表现出来。乙肝病毒表面抗原为阴性，甚至乙肝病毒表面抗体阳性时，仿佛乙肝病毒已不存在了，但仍从血清中检测出乙肝病毒脱氧核糖核酸（HBV DNA）已不是罕见的现象。已经感染乙肝病毒，检出乙肝病毒表面抗原，是包括前S1、S2及S区的基因发生变异的缘故。乙肝病毒e抗原的变异也是这样，当乙肝病毒e抗原为阴性时，应区别是属于自然血清阴转现象，还是由于乙肝病毒的前-C区发生变异所致的乙肝病毒e抗原阴转。因此，乙肝病毒表面抗原阴性不一定不是乙型肝炎，"大三阳"转为"小三阳"不一定全部都是好事。

那么，怎么诊断、判定是否存在乙肝病毒的变异阴转呢？乙肝病毒e抗体阳性的慢性乙型肝炎在我国相当多见，可占住院病人的20%～30%。此外，乙肝病毒表面抗原和乙肝病毒表面抗体同时阳性，或乙肝病毒e抗体、乙肝病毒e抗原同时呈阳性，往往提示有病毒变异。

90. 什么是HBV的YMDD变异

在应用拉米夫定治疗慢性乙型肝炎后，最常出现的耐药性病毒基因变异为YMDD变异。YMDD是指病毒核酸（DNA）的4个相邻的氨基酸，即酪氨酸（Y）、蛋氨酸（M）、和两个天冬氨酸（D），这4个氨基酸是拉米夫定的主要作用位点，当其中的蛋氨酸发生变异，拉米夫定就失去了作用点，病毒不被抑制，就可以重新开始复制，临床上表现为耐药。这种病毒基因的变异是病毒逃避拉米夫定的抑制作用而自发产生的，多在应用拉米夫定6～9个月后出现，应用1年的YMDD变异率约为14%～32%，每增加一年，变异率有所递增，5年时可达60%～70%。

出现YMDD变异后，建议不停用拉米夫定，加用阿德福韦酯。如HBV DNA强阳性，肝功能明显损害甚至出现重型肝炎，病情凶险，这种情况应当调整治疗，如用恩替卡韦或加用阿德福韦酯。

91. 应用核苷（酸）类药物治疗时应怎样检测和监控

（1）治疗前须做以下检测

①生化学指标包括ALT、AST、胆红素、白蛋白等；

②病毒学指标包括HBeAg，抗-HBe和HBV DNA基线状态或水平；

③血常规、血小板、磷酸肌酸激酶、肌酐等；

④有条件可在治疗前后行肝穿刺，做肝组织病理学检查。

（2）应用核苷（酸）类药物治疗过程中，须定期检测和随访

①生化学指标：治疗开始后至少每月1次，连续3次正常后每3个月1次；

②病毒学指标每3个月1次；

③根据病情变化和需要检测血常规、血小板、磷酸肌酸激酶、肌酐等。临床中有少数患者出现磷酸肌酸激酶和肌酐升高，要注意复诊。

（3）应用核苷（酸）类药物治疗的注意事项

①核苷（酸）类药物治疗中应在专科医生指导下进行，不可随意停药，少数停药后病情可有复发；

②治疗结束后，不论效果如何，停药后前3个月，每月查1次肝功能及病毒指标，以后每3个月复检1次，至少随访1年，有病情变化应立即随诊；

③治疗1年后，HBV DNA仍可检测到，或HBV DNA指标下降<2个对数值（10^2）者，应改用其他抗病毒药，先重叠应用3个月，或加用其他抗病毒药；

④特殊情况的HBV感染者：如应用化疗或免疫抑制剂、肝移植患者等，尽管HBV DNA阴性，也要使用拉米夫定等抗病毒；

（4）其他抗病毒药：苦参素（氧化苦参碱）可能有一定作用，有待更多的病例验证。

92. 怎样把握好抗病毒时机力争获得最佳效果

抗病毒治疗的理想适应证是：

（1）"大三阳"病人：HBV DNA≥10^5copies/mL，或"小三阳"病人HBV DNA≥10^4copies/mL，同时ALT≥2倍正常上限值，或肝穿刺活检显示肝组织有明显的坏死性炎症和／或纤维化。达不到上述标准，但HBV DNA持续阳性且ALT反复异常，也应考虑抗病毒治疗。然而，初次出现乙型肝炎活动时，不宜匆忙进行抗病毒治疗，应先观察3~6个月，以了解有无发生乙肝病毒的自发性免疫清除。

要选择切合患者具体情况的抗病毒方案：目前的抗病毒药物有两类，其一是普通干扰素和长效干扰素（如聚乙二醇干扰素α-2a），疗程约1年；其二是拉米夫定、阿德福韦酯、替比夫定、恩替卡韦等核苷（酸）类药物，疗程至少两年或更长。两类药物各有优缺点，应根据适应证和个人情况选用。一般地说，对儿童、青少年病人，宜先用干扰

素。有生育愿望的妇女，最好在病情稳定后怀孕生子，如确需抗病毒治疗，也应优先选用长效干扰素，不宜选用核苷（酸）类似物，因其疗程很长，且对胎儿的安全性还不甚清楚。

（2）"小三阳"病人：普通干扰素治疗复发率高，宜选用长效干扰素或核苷（酸）类药物。在黄疸深、ALT≥10倍正常上限值，不宜使用干扰素时，可选用核苷（酸）类药物。

目前使用聚乙二醇干扰素α-2a，可使部分乙肝病人实现乙肝病毒抗原转阴，达到抗病毒治疗的现实目标：长期抑制病毒复制，使血清HBV DNA和e抗原转换，减轻和阻止肝细胞炎症坏死及肝纤维化的进展，减少和防止肝功能失代偿、肝硬化、肝癌的发生，从而延长寿命，改善生活质量。

93. 乙肝抗病毒药的耐药可治可防吗

许多患者害怕，抗病毒药物种类不多，又容易出现耐药性，一旦各种药物都耐药了，怎么办？其实不必害怕。耐药是可以预防，也可以治疗的。只要做好以下3点，就可达到目的。

（1）长期治疗，不要早停药

国内外的乙肝防治指南都一致明确地指出：乙肝抗病毒的治疗目标是延缓疾病进展、减少肝硬化、肝癌的发生。关于停药问题，2010年最新版的《中国乙肝防治指南》明确指出：在进行口服抗病毒药治疗中，大三阳患者至少需要2.5年以上，而小三阳患者则应更久，同时指出，疗程越长，复发率越低。近期国内的一项万人调研结果显示，在口服抗病毒药中，63%患者自行停药，其中57%的患者病情又反复。口服抗病毒药治疗期间，一定要注意不能早停药。

（2）不要偏听偏信、随意换药

乙肝治疗用药应规范，应在医生建议下使用，不能盲目听信他人传言。当口服抗病毒药治疗的疗效不佳时，应根据优化治疗策略加药治疗，而不应该单药之间来回换药，因为这样有可能导致多重耐药的发生。国内外越来越多的临床数据证实：在口服抗病毒药治疗过程中，半年是个关键点。比如刚开始时用拉米夫定，半年时进行检测，此时如果HBV DNA测不到，表示效果良好，继续拉米夫定治疗即可；如果HBV DNA水平虽然下降了，但后来又反弹了，说明疗效不佳，应该在原药基础上再加一个耐药位点不同的药物（如阿德福韦酯），其治疗效果及远期耐药率明显优于换药。

（3）耐药可防可治，不要过分害怕

耐药是目前已经上市的几个口服抗病毒药物的共性，所有的口服抗病毒药物都有可能产生耐药，但耐药并不可怕，经过10年以上的经验积累，医生在没有产生耐药的时候就可以预测耐药的发生，并及时采取措施预防耐药，即使耐药出现了，通过挽救治疗同样可以重新获得病毒学的治疗作用。有些患者开始抗病毒治疗一两年了，疗效不错，并没有耐药，但因为怕耐药，经常向医生询问可不可以换药，这种对耐药的担忧是不必要的。只要坚持定期检查，检测病毒数升高时及时加药，就可以预防耐药的发生。

94. 为什么苦参素能治疗病毒性肝炎

苦参素是一类含有氧化苦参碱和极少量氧化槐果碱的混合物，主要从豆科植物苦参、苦豆子及广豆根中提取、其中氧化苦参碱（oxymatrin）含量在98%以上。苦参素是我国已完成自主开发，享有完全知识产权的纯天然生物碱类药物，现有该药的多种制剂研究报道，包括胶囊、片剂、注射液，以及新近报道的大豆磷脂纳米粒、白蛋白微球、膜剂等。该药物已经在临床上得到广泛的应用，主要在治疗乙型、丙型肝炎，白细胞减少症、心律失常、湿疹等方面有较好的疗效。

根据现有的研究，苦参素有以下的药理作用：

（1）抗病毒作用：氧化苦参碱在体外具有直接抗乙型肝炎病毒（HBV）活性，而且能降低乙型肝炎病毒转基因小鼠肝脏内HBsAg和HBcAg的含量。国内有学者对氧化苦参碱治疗丙型肝炎的机制进行了研究，结果发现采用重组HCV基因（PBK-HCV）转染的人肝癌细胞用氧化苦参碱处理后可呈剂量依赖性抑制细胞内HCV-RNA水平升高。

（2）降低转氨酶作用：苦参素对损伤的肝细胞具有较好的保护作用，存在最佳剂量相关的关系，并且均有降低转氨酶作用，而氧化苦参碱的作用强于苦参碱。苦参素对脂多糖加氨基半乳糖诱导的小鼠暴发型肝衰竭有保护作用，为临床应用苦参素治疗重型肝炎及重度黄疸型肝炎提供了分子免疫学依据。

（3）抗炎作用：苦参素对多种"致炎剂"诱发的动物急性渗出性炎症有明显的抗炎作用。其作用与垂体—肾上腺系统无关。苦参素可减少促炎症细胞因子TNF-a的产生，上调抗炎细胞因子IL-10的负调控作用。

（4）抗纤维化作用：目前的研究表明，苦参碱类成分抗肝纤维化作用的机制是全面而且广泛的，从而减轻或逆转肝纤维化。

（5）抑制肿瘤作用：苦参素在体内外的实验模型中，显示出良好的抗肿瘤作用。还可抑制肿瘤新生血管的形成。此外，有研究报道苦参素能够降低化疗带来的副作用。

（6）免疫调节作用：苦参的有效成分氧化苦参碱是一种双向免疫调节剂，即其在低浓度时可刺激淋巴细胞增殖，高浓度时则抑制之。

（7）抗心律失常作用：苦参素能显著对抗乌头碱、结扎冠脉诱发的心律失常。

（8）肾病治疗作用：苦参素对阿霉素肾病鼠的慢性肾脏损害有一定的保护作用，可使动物尿蛋白排泄量明显减少，血肌酐和尿素氮水平下降。

有研究者将苦参素用于慢性乙肝的治疗，观察40例。结果：HBeAg转阴率35%，HBV DNA转阴率38.46%，明显优于对照组（$P < 0.05$）。用法为静滴600mg/次，1次/日；口服200mg/次，2~3次/日。建议疗程为静滴2~3个月，继以口服3个月，延长疗程能提高疗效。但苦参素用于丙肝的治疗，一般效果多不理想。

有关苦参素治疗病毒性肝炎的临床疗效仍在进一步验证中。

95. 乙肝抗病毒治疗的尽头在哪里

乙肝抗病毒治疗的尽头究竟在哪里？这是当前许多乙肝患者和带病毒者共同的问题。虽然乙肝抗病毒治疗已经取得重大进展，以核苷（酸）类抗病毒药物为代表的一批新药，在临床一线发挥着举足轻重的治疗作用。这批药物包括拉米夫定、阿德福韦酯、恩替卡韦、替诺福韦、替比夫定、恩曲他滨等。

（1）乙肝抗病毒治疗是一项艰苦、长期的攻坚战，对于病情已经发展为肝硬化的乙肝患者来说，抗病毒治疗可能是终身性的；对于一般的慢性乙肝患者，至少要花费2年以上时间。对于乙肝病毒e抗原阳性的患者（俗称为"大三阳"），一旦符合以下条件，就要行抗病毒治疗：

①乙肝病毒DNA定量检测大于10^5copies/mL。

②谷丙转氨酶水平升高，如果肝功正常，需做肝穿检查，如果肝穿病理检查结果显示炎症活动程度大于2级水平，也需要进行抗病毒治疗。

但这些治疗后的检测手段，在多数医院只能做到病毒数$1×10^2 \sim 10^3$copies/mL（相当于$100 \sim 1000$copies／mL），比这更少的病毒就难以检测出来，这说明实际还不能肯定病毒完全消失，既然如此，还会有死灰复燃的可能。这是患者、家属和医生所关注的最根本点。

目前专家们认为的治疗终点是：采用PCR方法（一种利用聚合酶链扩增法检测手段）检测乙肝病毒DNA阴转，乙肝病毒e抗原／e抗体发生血清学转换（乙肝"大三阳"转为乙肝"小三阳"），当这些现象出现后，需再巩固治疗12个月方可停药。如果有条件的话，最好在治疗终点时做肝穿检查，如果肝穿免疫组化结果显示，乙肝病毒核心抗原已经消失，此时停药更加保险。

（2）对于乙肝病毒e抗原阴性的乙肝患者（俗称乙肝"小三阳"，这些患者虽然乙肝病毒e抗原为阴性，但是乙肝病毒DNA检测始终为阳性。这类乙肝患者病情更加复杂，治疗更有难度），这类患者只要符合以下条件就要抗病毒治疗：

①乙肝病毒DNA定量检测大于10^4copies/mL。

②谷丙转氨酶水平升高，如果肝功正常，需做肝穿检查，如果肝穿病理检查结果显示炎症活动程度大于2级水平，也需要进行抗病毒治疗。这部分患者抗病毒治疗需要无限期地进行。

（3）对于处于代偿期的早期肝硬化患者，如果乙肝病毒DNA定量检测大于10^3copies/mL，无论肝功正常与否，都要进行抗病毒治疗，可选用恩替卡韦或阿德福韦酯，需要长期不间断服用。

（4）对于处于失代偿期的晚期肝硬化患者，只要乙肝病毒DNA定量检测为阳性，无论定量数值高低，都要进行抗病毒治疗。此时可以选择拉米夫定或是恩替卡韦，或是联合阿德福韦酯治疗，需要长期不间断服用。如果需要进行肝移植的患者，需要在手术前使用，手术后坚持服用。肝硬化患者的抗病毒治疗是终身性的，一旦使用核苷（酸）

类抗病毒药物，就要坚持到底，不能半途而废。

96. 怀孕后发现感染乙肝怎么办

女性怀孕期间有的可能感染上乙肝，应该怎么办呢？是否必须做人工流产？

怀孕后发现乙肝的孕妇，如果症状不严重，原则上可以继续妊娠，并配合医生的积极治疗，一般预后较好。但是，若医生评估病情严重，继续妊娠就会使病情恶化，应尽可能在妊娠早期进行人流手术。早期妊娠（即在怀孕头 3 个月）得了急性乙肝，乙肝病毒有可能通过胎盘感染胎儿，容易引起染色体的畸变，有可能引起胎儿畸形。此外，约有 6% 的乙肝患者会将病毒传染给胎儿，使胎儿成为乙肝病毒携带者。因此，对于早期妊娠时患急性乙肝，如有可能，最好进行人工流产，但人工流产要等肝功能恢复后再进行。如果在乙肝病情还较重时进行，就有可能使病情加重，甚至变成重症肝炎而危及患者生命，这一点要以患者的生命利益为主决定取舍。

如果在妊娠中、晚期得了乙肝，虽然早产、死胎、死产的发生率均较正常孕妇为高，由于此时胎儿的各器官已经基本成熟，一般不会引起畸形。处理方法应根据乙肝的类型不同而有所不同。如果得的是急性乙肝，则乙肝康复后，血中的乙肝表面抗原也消失，胎儿出生后，除约有 6% 左右可成为乙肝表面抗原阳性者，其余 94% 的婴儿可能没有什么问题。如果肝功能恢复后，血中的乙肝表面抗原一直到分娩时仍呈阳性，那就应当再查一查 e 抗原和 e 抗体。如果 e 抗原阳性，就必须进行预防注射，否则，小儿出生后几乎都会为表面抗原阳性，如果 e 抗体阳性，可以不做预防注射。如果 e 抗原和 e 抗体均阴性，也应当进行预防注射。目前新生儿的乙肝疫苗注射已列为新生儿常规免疫。

注意在分娩以后，立即给婴儿洗澡，以防母血或阴道分泌物中的病毒侵入新生儿的口腔或皮肤的破损处。并采取隔离措施，将新生儿与母亲分开，并尽可能用人工喂养。

携带乙肝病毒的孕妇可从怀孕 7 个月起，每月注射 1 支乙肝高效免疫球蛋白。如果是临近生产的孕妇发现得了乙肝，在发现时可立即注射 1 支乙肝高效免疫球蛋白。可能有阻断乙肝病毒传给胎儿的作用。胎儿出生后，24 小时内立即注射 1 支乙肝高效免疫球蛋白，在 1～2 周后注射第一次乙肝疫苗，以后则 1 个月和 6 个月间隔注射，可有效保护胎儿免于乙肝病毒感染。

97. 丙型肝炎的抗病毒治疗有哪些手段

对于丙型肝炎的抗病毒治疗，必须有确诊为血清 HCV RNA 阳性的丙型肝炎才需抗病毒治疗；治疗方法为干扰素α联合利巴韦林治疗。

（1）急性丙型肝炎的抗病毒治疗

干扰素α治疗能显著降低急性丙肝的慢性化率，因此，如检测到 HCV RNA 阳性，即应开始应用干扰素α行抗病毒治疗。使用方法为：普通干扰素α 3MU～5MU（百万单位），隔日皮下或肌注，应同时每日服用利巴韦林 800～1 000mg。疗程需 24 周以上。

（2）慢性丙型肝炎的抗病与治疗

慢性丙型肝炎治疗前应进行HCV RNA基因分型（可分为1型和非1型）及HCV RNA定量，以决定用药剂量和疗程。

①HCV RNA基因1型，或（和）HCV RNA≥2×10⁶copies/mL者：可用聚乙二醇干扰素α-2a（PegIFNα-2a）180μg，皮下注射，每周1次，联合口服利巴韦林，每日1000mg，观察4~6个月，无效停药，有效可继续治疗至12个月。

或普通干扰素（IFNα）3MU~5MU，皮下或肌注，隔日1次，联合口服利巴韦林，每日1000mg，治疗1年。不能耐受利巴韦林者可单用干扰素α，方法同上。

②HCV RNA基因为非1型，或（和）HCV RNA<2×10⁶copies/mL者，还可有以下3种选择：

聚乙二醇干扰素α-2a（PegIFNα-2a）180μg，皮下注射，每周1次，联合口服利巴韦林，每日800mg，疗程6个月。

普通干扰素（IFNα）3MU~5MU，皮下或肌注，每周3次，联合口服利巴韦林，每日800~1 000mg，疗程6~12个月。

不能耐受利巴韦林者可单用干扰素α，方法同上。

应用干扰素抗病毒治疗的注意事项同乙肝治疗，服用利巴韦林时有少数患者可出现溶血等副作用，要定期查血红蛋白等。

丙型肝炎经抗病毒等综合治疗，疗效较好，部分病人可治愈，总体疗效较乙型肝炎好。

甲型肝炎和戊型肝炎无需抗病毒治疗。

98. 为什么丙型肝炎治疗前要做病毒基因分型

丙型肝炎与乙型肝炎的预后差别较大，有高达80%的患者转为慢性感染，如不进行及时和正确的抗病毒治疗，10%~30%会发展为肝硬化、约7%肝硬化患者会演变为肝癌和肝衰竭，产生的后果要比乙型肝炎严重得多。

慢性丙肝通常症状轻微或没有症状，丙肝转为慢性后，多数人在长时间内也没有症状，因此被称为"无声的肝脏杀手"，许多丙肝以肝硬化、肝癌为首发症状。但若能及早发现并得到规范的治疗，其抗病毒治疗的效果还是要比慢性乙肝的效果好很多。因此，只要是诊断为慢性丙型肝炎，只要有抗病毒治疗的适应证，对于慢性丙型肝炎患者来说都应进行积极规范的抗病毒治疗。经过正确及时的抗病毒治疗以后，约65%的慢性丙型肝炎患者还是能够取得较好的临床疗效，甚至部分患者可以达到临床治愈。因而慢性丙型肝炎的抗病毒治疗应该采取更为积极的态度。

但是，丙肝基因分型是制订标准治疗方案的重要依据。研究发现：丙肝基因分型目前全世界有6个基因型及不同的亚型，以阿拉伯数字表示基因型，以小写英文字母表示亚型，如1a，2b，3c等。1型最常见，占70%以上，我国1b和2a型常见。

根据丙肝病毒基因分型结果，确定基因1型慢性丙型肝炎患者的疗程为1年，利巴韦林（RBV）的用法剂量是高剂量，才能确保治疗的效果，取得满意的病毒学应答；基因2、3型的慢性丙型肝炎患者的疗程至少为半年，利巴韦林的用法剂量是低剂量，能确保治疗的效果，取得满意的病毒学应答。对每一名丙肝患者来说，如果没有丙肝病毒基因分型的结果，抗病毒治疗的疗程、利巴韦林的用法及剂量的确定，就不够准确了。

到目前为止，还没有足够的证据表明存在着HCV携带者这一概念。这一点与HBV感染状态有着显著的差别。如果抗-HCV（+）同时HCV RNA（-），属于HCV既往感染，这部分人群不需要进行抗病毒治疗，因为这部分人群体内不存在HCV的复制。有部分人群抗-HCV（+）、HCV RNA（-），但谷丙转氨酶水平升高，应积极寻找引起谷丙转氨酶水平升高的原因，不能武断认为都是丙肝病毒感染引起的，因而也不建议盲目进行抗病毒治疗。这也说明治疗前先行病毒基因分型的重要性。

99. 干扰素治疗是否应联合利巴韦林

目前国外对急性丙肝的治疗倾向于不联用利巴韦林，因为单药干扰素的应用与联合应用的疗效相差不明显，特别是利巴韦林副作用多，病人的依从性差，往往因联用使病人不能耐受而中断治疗。但美国肝脏病学会仍然推荐二者联用。国内多数学者认为应当根据病人的实际情况决定，如病人有心脏病、高血压、肾脏功能不全、贫血等就可以不联用利巴韦林。

100. 怎样确定丙型肝炎干扰素治疗的剂量和疗程

在丙型肝炎的治疗中，怎样确定干扰素的剂量和疗程，目前各家意见尚不完全一致。以普通干扰素为例，有人主张大剂量，每次500～1 000万单位，有人主张每次300万单位即可，目前多数专家推荐后者，但对高体重者、年龄大者还是每次给予500万单位以上疗效较好。疗程不应少于6个月，最好达12个月，以求除恶务尽。

101. 什么是丙肝的干扰素诱导治疗

所谓"诱导治疗"，就是在开始应用干扰素的15～30天内每天都要注射1次，这段时间叫"诱导期"。使病人体内的干扰素浓度保持较高水平，而后再隔天注射1次。但有很多学者发现不用"诱导"，一开始就隔天注射，即隔日1次或每周3次，其疗效与前者并无差异，既然疗效不减，也节省了治疗费用，减少了副作用，所以目前主张不用诱导治疗。

102. 利巴韦林是什么药

利巴韦林（Ribavirin）又名三氮唑核苷（即病毒唑），是一种抗病毒药。体外研究具有抑制呼吸道合胞病毒、流感病毒、甲肝病毒、腺病毒等多种病毒生长的作用，其机制尚不完全清楚。本品并不改变病毒吸附、侵入和脱壳，也不诱导干扰素的产生。药物进入被病毒感染的细胞后迅速磷酸化，其产物作为病毒合成酶的竞争性抑制剂，抑制肌苷单磷酸脱氢酶、流感病毒RNA聚合酶和mRNA鸟苷转移酶，从而引起细胞内鸟苷三磷酸的减少，损害病毒RNA和蛋白合成，使病毒的复制与传播受抑。对呼吸道合胞病毒也可能具有免疫作用及中和抗体作用。

主要用于呼吸道合胞病毒（RSV）引起的病毒性肺炎与支气管炎。流行性出血热和拉沙热的预防和治疗，发热早期应用本品能缩短发热期，减轻肾脏与血管损害及中毒症状。局部应用可治疗单纯疱疹病毒性角膜炎。

用法：静脉滴注，成人每日500~1000mg，分2次给药，每次静滴20分钟以上。疗程3~7天。治疗拉沙热、流行性出血热等严重病例时，可加大剂量。

本药毒性低。静脉或口服给药后较常见的不良反应有贫血、乏力等，停药后即消失。较少见的不良反应有疲倦、头痛、失眠等，多见于应用大剂量者，以及食欲减退，恶心等。吸入用药时偶见皮疹、头痛、皮肤痒、皮红、眼周水肿。动物实验有致癌及致畸作用，临床尚无此报道。婴幼儿及老年患者不推荐使用。对于抗病毒药齐多夫定有拮抗作用。

103. 丙型肝炎抗病毒治疗有新方案

在2011年举行的第62届美国肝病研究学会年会期间，举行了"迎接新挑战，开创丙肝治疗新纪元"专题研讨会，给与会者带来了抗丙型肝炎病毒治疗研究的最新成果。对于丙肝患者来说是个大喜讯。

沿用了10多年的标准方案"聚乙二醇干扰素（PegIFNα-2a）加利巴韦林"的基础上，增加"联合使用蛋白酶抑制剂（如博赛泼维或特拉泼维）"成为"三联"疗法，能显著提高疗效，且无需延长疗程。

选择合适的患者进行三联抗病毒治疗对于确保疗效至关重要。合适的患者应满足如下条件：完全满足PegIFN/RBV方案治疗标准，基因型为1型，如果是肝硬化患者，须无食道胃底静脉曲张破裂出血、腹水、肝性脑病等失代偿期表现；患者依从性较好。

目前，国外已开始应用此方案，在不久的将来国内也会应用。

104. 普通干扰素和长效干扰素哪个好

长效干扰素每周注射1次，疗效要高于普通干扰素，所以慢性丙肝最佳治疗方案是：长效干扰素联合利巴韦林。问题是长效干扰素的价格昂贵，一般很难承受，在临床实践中，有的患者注射几次又改为普通干扰素了。但近来国外有研究发现，对于急性丙肝来说，普通干扰素与长效干扰素的疗效相差并不悬殊。因此，应用普通干扰素也能收到较好的效果，达到省钱治病之目的，如条件允许也可用长效干扰素。

105. 重型肝炎的治疗有哪些手段

（1）一般支持治疗
①卧床休息；
②加强病情监护；

③饮食宜清淡易消化，高碳水化合物，低脂，适量蛋白。进食不足者，每日补足液体和维生素，每日1 500kcal热量以上；

④纠正低蛋白：可补充白蛋白或新鲜血浆；

⑤注意纠正酸碱平衡和离子紊乱，特别要纠正低钠、低氯、低钾等；

⑥加强消毒隔离和护理。

（2）针对病因和发病机制的治疗

①对HBV DNA阳性的重型肝炎，应尽早使用核苷（酸）类药物如拉米夫定或恩替卡韦等；

②免疫调节剂治疗：可使用胸腺肽α_1，皮下注射；

③促肝细胞生长治疗：可应用促肝细胞生长素120～180mg，静滴，每日1次。前列腺素E1脂质体10～20μg静滴，每日1次。胰高血糖素—胰岛素（G-I）疗法：胰高血糖素1mg和胰岛素10U加入10%葡萄糖液500mL静滴，每日1次，疗程2周；

④其他治疗：可应用还原型谷胱甘肽、肠道微生态调节剂，乳果糖或拉克替醇等，以及改善微循环药物及抗氧化剂。

（3）防治并发症方面

①肝性脑病：应去除诱因，如感染、出血、电解质紊乱等；给予低蛋白饮食；乳果糖或拉克替醇口服或灌肠；视病情选用精氨酸、鸟氨酸—门冬氨酸等降氨药物；酌情使用支链氨基酸纠正氨基酸失衡；

②脑水肿：应及时应用甘露醇或甘油果糖；可应用利尿剂如速尿等达到及时脱水的目的；

③肝肾综合征：可应用大剂量利尿剂如速尿持续泵入；限制液体入量，肾灌注不足可应用白蛋白；

④感染：重型肝炎患者免疫力低下，易出现自发性腹膜炎、肺部感染和败血症等，应根据病原学诊断及药敏试验选择抗生素，同时注意防治二重感染。可应用胸腺肽α_1；

⑤出血：消化道出血、特别是有门静脉高压者，可首选生长抑素如奥曲肽，或垂体后叶素（或联合硝酸酯类）。

（4）人工肝支持治疗

在重型肝炎（肝衰竭）早、中期，凝血酶原活动度在20%～40%之间，血小板＞50×10^9/L的患者应用为宜。人工肝支持系统分为非生物型、生物型和混合型三种。非生物型已广泛应用于临床并确有一定效果，如血浆置换、血液灌流、血浆胆红素吸附等。

（5）肝移植

肝移植的适应证有：中晚期肝衰竭，经积极内科治疗和人工肝治疗效果不佳；终末期肝硬化。

移植前后应用核苷（酸）类药物（拉米夫定、恩替卡韦等）及术中术后应用乙肝高价免疫球蛋白，可明显提高HBV感染的重型肝炎患者肝移植的成功率。

（6）中医中药治疗

对湿热毒盛者可给予茵栀黄注射液静脉滴注，或黄连解毒汤口服；对气营两燔者可给予清瘟败毒饮加减；对湿热伤营入血，迫血妄行者，以清营汤合犀角地黄汤加减；对神志昏迷者以安宫牛黄丸加减；若见气虚上脱，阴阳隔绝，当速予生脉饮注射液或配合大剂量西洋参煎汤频服。

106. 日达仙是什么药

日达仙是一种精制的、化学合成的胸腺肽α_1干粉制剂，每一支含 1.6mg 胸腺肽α_1及 50mg 甘露醇和用磷酸钠缓冲剂调整到 pH=6.8。是一个多种氨基酸组成的乙酰化的多肽。日达仙治疗慢性乙型肝炎或在增进免疫系统反应性方面的作用机制尚未完全查明。但在多个不同的体外试验中，日达仙促使有丝分裂原激活后的外周血淋巴细胞的 T 细胞成熟，增加 T 细胞在各种抗原或致有丝分裂原激活后产生各种淋巴因子，例如α、γ干扰素、白介素 2 和白介素 3 的分泌和增加 T 细胞上的淋巴因子受体的水平。它同时通过对 T4 辅助细胞的激活作用来增强异体和自体的人类混合的淋巴细胞反应。胸腺肽α_1可能影响自然杀伤细胞的前体细胞的募集，该前体细胞在暴露于干扰素后变得更有细胞毒性。在活体内，胸腺肽α_1能增强经刀豆球蛋白 A 激活后的小鼠淋巴细胞增加分泌白介素 2，和增加白介素 2 受体的表达作用。在急危重症时表现出强大的维护人体的代谢作用。

日达仙适用于慢性乙型肝炎，治疗后可产生病毒性缓解，并使转氨酶水平恢复正常。在一些收到疗效的患者中，日达仙治疗可能降低血清表面抗原滴度。临床试验提示当日达仙与α干扰素联用时可能比单用日达仙或单用干扰素具有更高的有效率。作为免疫损害疾病的免疫增强剂，可使免疫系统功能受到抑制者增强免疫，还可增强对病毒性疫苗，例如流感疫苗或乙肝疫苗的免疫应答。

日达仙的注射应使用随盒的 1.0mL 注射用水溶解后，马上行皮下注射。日达仙治疗慢性乙肝的推荐量是每次 1.6mg，皮下注射，每周 2 次，两剂量大约相隔 3～4 日。治疗应连续 6 个月（52 针）。假如日达仙是与α干扰素联合使用，应参考α干扰素处方资料内的剂量和注意事项，在联合应用的临床经验上，当两药物在同一日使用时，一般在早上给予日达仙而在晚上给予干扰素。

107. 淤胆型肝炎的治疗有哪些手段

对于淤胆型肝炎的治疗，除进行一般治疗、保肝、抗病毒外，还须选用以下退黄疸疗法。

（1）糖皮质激素：可减轻毛细胆管炎症，促进胆红素分泌，提高胆汁流量。常用泼尼松龙，每日 30～60mg，多数病人 3～5 天后黄疸明显消退，以后酌情减量，争取在较短期内逐渐停药。主要副作用为引起库欣综合征及肝炎病毒复制。少数病人用药至 1 周，黄疸仍无明显下降，则为无效病例，应减量并尽快撤停。

（2）酶诱导剂：主要为苯巴比妥（鲁米那），能增加肝细胞微粒体内酶的活性，诱发肝内Y蛋白和Z蛋白的合成、促进胆红素的结合和运输，促进胆汁分泌。用法：每次30~60mg，一日3次。一般2周左右血清胆红素可下降50%，以后酌情减量。必要时，可与糖皮质激素联合使用。

（3）熊去氧胆酸（UDCA）：该药可增加胆汁分泌，能稳定肝细胞膜，增加肝脏血流量等。用法：150~450mg，分2~3次口服。

（4）胰高血糖素—胰岛素（G–I）疗法：胰高血糖素和胰岛素联合使用，可增加肝血流量和促进肝细胞内环磷酸腺苷的合成，使胆汁流量增加。用法：胰高血糖素1mg和胰岛素10U加入10%葡萄糖液500mL中静脉点滴（必要时两药剂量可加倍），2周为1疗程。但务必注意，静滴不宜太快，还要及时检查血糖、尿糖和血电解质。

（5）中医中药：根据中医辨证施治，可选用茵陈蒿汤或茵陈五苓散等，采用凉血活血法，重用赤芍治疗淤胆型肝炎，亦可用单味中药治疗，如茵陈蒿、大黄、赤芍等。

（6）其他降黄疸及对症治疗：如活性炭、牛磺酸、门冬氨酸钾镁、复方丹参、参三七、甘露醇（口服）等也可能有一定的退黄疸作用。皮肤瘙痒可选用消胆胺（每日6~20g，分3次口服）、氢氧化铝（每日8~15g，分3次口服），西咪替丁、雷尼替丁、氯苯那敏等也可用于治疗黄疸引起的瘙痒。

108. 治疗病毒性肝炎有哪些食疗方

治疗病毒性肝炎的常用食疗方有：

（1）鸡骨草煲猪脾脏

鸡骨草30g，猪脾脏150g，生姜6g，共煮成汤饮用。鸡骨草性味甘凉，能清热祛湿、舒肝止痛。猪脾脏能补脾胃之气。二者合用有清热祛湿、舒肝补脾的作用。此方适用于本病的肝胆湿热型，证见口苦、食欲不振、恶心、目黄、舌苔黄腻。

（2）板蓝根败酱草田螺汤

板蓝根20g，败酱草15g，田螺250g，生姜6g，煎煮30min即成。田螺肉质细嫩，味道鲜美，是美味佳肴。其味甘性寒，有清热、明目、利水、通淋的功效。

烹煮时先将田螺用清水养两天，以吐净泥污，在水里滴上几滴植物油，将田螺壳尖尾端剪去或去掉螺盖。这样不但吃的时候容易啜出螺肉，还容易让味道渗进螺肉中。

板蓝根味苦性寒，能清热解毒、凉血。败酱草苦寒清泄，辛散行滞，有清热解毒、消痈排脓之功。故综观本方有清利湿热的功用。此方适用于本病的脾胃湿热型，证见头重身困、腹胀、大便稀烂、食欲差、舌苔厚腻微黄。

（3）佛手陈皮牛肉汤

佛手15g，陈皮6g，牛肉100g，生姜6g，大枣6枚，煮30min即可。

佛手味辛、苦，性温，清香浓郁，既可疏肝解郁，又善理气和中，且药性平和、芳香开胃，为药食两用之佳品。牛肉性温味甘，有补脾胃、益气血、强健筋骨、利水消肿作用，是补益食疗之佳品，具有滋元补身之功。

本方有疏肝解郁、补益脾胃的功用。适用于本病的肝郁脾虚型，证见胁部胀痛，因情志变化而增减，胸闷气短，常嗳气，舌苔薄白。

（4）贞杞兔肉汤

女贞子20g，枸杞子20g，兔肉150g，生姜6g，大枣6枚，熬煮30～45min。将兔肉洗净，剁成块，入沸水锅中烫一烫，捞出后用水洗净。再往锅内注入少许熟油，用中火烧至四五成熟时，用葱段、姜片爆锅，再倒入兔肉块焗炒一会，加红枣、精盐及适量清水煮沸，连肉带汤倒入蒸碗内，用小火隔水炖约1小时。待兔肉烂熟后，拣出葱段、姜片，加入味精调味即成。

女贞子味甘、苦，性凉，补肝肾阴，药力平和，缓慢取效。枸杞子味甘，性平，质滋润，为滋补肝肾、养血补精、明目之良药。兔肉，《本草纲目》中记载"辛平无毒、补中益气，主治热气湿痹，止渴健脾"，能"凉血、解热毒，利大肠"。此方适用于本病的肝肾阴虚型，证见胁部隐痛、遇劳加重、口干咽燥、心中烦热、头晕目眩、舌红少苔。

（5）田三七瘦肉汤

田三七10g，瘦肉150g，生姜6g，大枣6枚，煎煮30min。田三七，性温，为化瘀良药，又善止血，有止血不留瘀、化瘀不伤正之特点。《玉楸药解》说它能"行瘀血而敛新血"。猪瘦肉味甘、咸，性平，有滋补肾阴、滋养肝血、润泽皮肤等功效。此方适用于本病的气滞血瘀型，证见胁部刺痛，痛有定处，入夜更甚，舌质紫暗。

（6）板蓝根煨红枣

板蓝根30g，红枣20枚。先将板蓝根洗净，切片后放入纱布袋，扎口，与洗净的红枣，同入砂锅，加水浸泡片刻，中火煨煮30min，取出药袋，即成。早晚2次分服。本食疗方适用于各型病毒性肝炎。

（7）云芝粉

云芝1000g。将干云芝微烘后，研成细末，装入密封防潮的瓶中，备用。每日2次，每次15g，用蜂蜜水送服。本食疗方对肝脾不调型病毒性肝炎尤为适宜。

（8）香附陈皮茯苓茶

炒香附10g，陈皮10g，茯苓30g，山楂20g，红糖20g。将陈皮、茯苓洗净后，晒干或烘干，切碎，研成细末，备用。炒香附、山楂洗净，切成片，放入纱布袋中，扎口，放入砂锅，加水浸泡片刻，先用大火煮沸。调入陈皮、茯苓粉末，搅和均匀，改用小火煨煮30min，取出药袋，调入红糖，小火煨煮至沸即成。早晚2次分服，代茶，频频饮用。本食疗方对肝脾不调型病毒性肝炎尤为适宜。

（9）枸杞当归煲鹌鹑蛋

枸杞子30g，当归30g，鹌鹑蛋10个。将当归洗净，切片，与拣净的枸杞子、鹌鹑蛋同入砂锅，加水适量，煨煮30min，取出鹌鹑蛋，去壳后再回入锅中，小火同煨煲10min，即成。早晚2次分服，当日吃完。本食疗方对肝阴不足型病毒性肝炎尤为适宜

（10）首乌枸杞肝片

炙何首乌20g，枸杞子20g，猪肝100g。先将炙何首乌、枸杞子洗净，放入砂锅，加水浸泡片刻，浓煎2次，每次40min，合并2次煎液，回入砂锅，小火浓缩成50mL，配以水发木耳、嫩青菜、葱花、蒜片，加适量料酒、酱油、姜末、精盐、味精、香醋、水淀粉，将猪肝（切片）熘炒成首乌枸杞肝片。佐餐当菜，随意服食，当日吃完。本食疗方对肝阴不足型病毒性肝炎尤为适宜。

109. 乙肝病毒携带者应怎样自我监控

乙肝病毒携带者最重要的是面对现实，平淡对待，可照常工作和生活，虽然国家有明文规定，不许歧视这一人群，一些歧视的个别现象仍然会出现，要正确对待，保持良好的心态，坚持平衡的营养、规律的生活节奏、养成健康的生活习惯，禁烟戒酒，坚持适合自身的运动，避免感冒。

另一方面，要提高警惕，预防与及早发现可能出现的并发症。一般每6个月检查1次肝功、病毒指标、肝胆脾超声、甲胎蛋白等，必要时做肝穿，行肝组织病理检查以确定是否需要治疗。

110. 一种崭新的疗法：三氧细胞免疫诱导治疗肝病

近年来，一项新的治疗方法三氧细胞免疫诱导疗法在肝病的治疗中呈现良好的效果。三氧又称臭氧、超氧或富氧，其分子式为O_3，在水中的溶解度是氧气的10倍。超氧有很强的杀菌、除臭、脱色、分解有机物（如乙醇、乙醛和残留农药）的能力。在古巴，超氧已在日常医疗中普遍应用；在德国，约有8 000多医院或诊所广泛采用超氧疗法；美国各州均有超氧诊所，用于病毒性肝炎、肝硬化、酒精肝、脂肪肝、血液病、青光眼、骨髓炎、帕金森病、老年痴呆、血栓、口腔炎及各类溃疡等。在超氧的临床使用和发展中逐渐形成了应用特点，其中德国及俄罗斯以超氧细胞疗法应用较有经验，意大利以椎间盘突出治疗见长，俄罗斯以肝病的超氧疗法较为突出。在我国也已受到公认，并在许多医院开始应用，对解决肝病慢性化、病毒易变异和耐药的世界性难题，有一定疗效，该疗法通过最先进的非玻璃放电技术产生超氧来诱导、激活血液中的各种细胞成分，并通过血液的流动来触发人体系列免疫应答反应，产生杀灭肝炎病毒的各种免疫细胞和抗病毒因子，从而杀灭和清除肝炎病毒。已有很多病人得益，个别患者仅一个疗程就出现了病毒转阴，总体治疗肝病康复率98%，一般患者5~10天能明显见效。

抗HBV三氧自体血回输疗法的原理：抗HBV三氧自体血回输疗法也称生物免疫疗法中的细胞治疗技术。抽取患者50~100mL血液，以1∶1的比例加入患者血液内三氧，自体的血液通过与三氧结合迅速发生反应，诱导血液中的各种细胞成分产生细胞因子和活性代谢产物，然后把经过氧化的自体血液回输到患者自身，从而触发人体系列免疫应答反应，激活机体中性粒细胞，增强粒细胞的吞噬功能，穿透肝炎病毒的蛋白质膜，裂解肝炎病毒DNA分子链，破坏DNA病毒复制的模板，激活机体免疫系统，产生杀灭肝炎病毒的各种免疫细胞，诱导机体产生多种抗病毒细胞因子（如各种内源性干扰素、白细胞介素、粒细胞刺激因子和转化生长因子），对 HBV 进行精确性、特异性、靶向性、主动式攻击，干扰病毒合成、最终杀灭体内 HBV 病毒，修复肝细胞。同时，该技术能有效阻断和逆转肝纤维化、肝硬化的进程，为慢性乙肝患者系上了安全带。并体现以下特点：

（1）靶向杀死病毒：只针对性地消灭病毒或被感染的异常细胞，具有靶向作用的免疫杀伤反应，对正常细胞无毒无害。

（2）产生长期记忆：由于特异抗原与具有记忆功能的免疫细胞充分接触，免疫系统具有精确长久的免疫记忆，为防止复发或再感染，提供了长期保护。

（3）发现变异病毒：经高通量 HBV 基因突变检测体系检测，了解病毒各种类及变异情况，深入了解 C、P、S、X 中哪个区发生了变异，根据不同的区的特点和变异情况进行治疗，避免误诊误治。

（4）实现个体化诊疗方案：针对患者感染病毒的类型，用自己的细胞治疗自己的病情，是真正意义上的个性化诊断和治疗。

（5）治疗安全无损伤：由于治疗中回输的细胞是活化的自体细胞，不会产生排斥反应，对肝细胞没有再损伤的副作用，非常安全。

（6）适应人群广泛：一般年龄在 16～65 岁，体重 ≥30kg，治疗前血清 HBsAg 阳性，TBIL≤1.5 倍正常值，ALT≤400U/L 的慢性乙肝患者都可以接受治疗。

目前该疗法正在进一步验证中。

第4节　怎样预防病毒性肝炎

111. 怎样管理病毒性肝炎的传染源

（1）报告和登记：对疑似、确诊、住院、出院、死亡的肝炎病例，均应由相关医院分别按病原种类，根据《传染病防治法》向当地疾病预防控制中心报告，专册登记和统计。

（2）隔离和消毒：急性甲型及戊型肝炎自发病日算起隔离3周；乙型及丙型肝炎可不定隔离期，病情稳定后可以出院。各型肝炎宜分室住院治疗。对患者的分泌物、排泄物、血液以及污染的医疗器械及物品均应进行消毒处理。

（3）对儿童接触者的管理：对接触急性甲型或戊型肝炎患者的儿童，应进行医学隔离观察45天。

（4）献血员的管理：献血员应在每次献血前进行体格检查，检测 ALT 及 HBsAg 和抗-HCV，肝功能异常、HBsAg 或抗-HCV 阳性者不得献血，必要时查 HBV DNA 或 HCV RNA。

（5）HBsAg 携带者的管理：HBsAg 携带者不能献血。国家人事部、卫生部已联合发文要求在招生、招工、招聘公务员体检时不得查乙肝病毒指标，但作为病毒携带者本人，应注意个人卫生和经期卫生，以防其唾液、血液及其他分泌物污染周围环境及家人，个人食具、刮脸刀等修面用具、漱洗用品等应与健康人分开。对乙肝病毒携带者除不能从事国家法律规定的特殊职业外，可照常生活、学习和工作，但要定期随访。

112. 怎样切断病毒性肝炎的传播途径

（1）政府相关部门要加强饮食卫生管理、水源保护、环境卫生管理以及粪便无害化处理，同时人人也要掌握预防知识，提高个人卫生水平，做到饭前洗手。

（2）加强各种医疗器械的消毒处理，注射时实行一人一针一管或使用一次性注射器，医疗器械实行一人一用一消毒。

（3）加强对血液及血液制品的管理，做好血液制品肝炎病毒指标的检测工作，阳性者不得出售和使用。非必要时不输血及血液制品。漱洗用品及食具专用。接触病人后用肥皂和流动水洗手。

113. 保护病毒性肝炎的易感人群有哪些主要措施

（1）甲型肝炎

目前国内使用的甲肝疫苗有灭活疫苗和减毒活疫苗两种，减毒活疫苗保护期限可达5年以上，灭活疫苗抗体滴度高，保护期可持续5~10年。接种对象为未感染过甲肝病毒者。在接种程序上，减毒活疫苗接种注射一针，灭活疫苗接种两针（中间相隔6个月），于上臂三角肌处皮下注射，一次1.0mL。对近期有与甲型肝炎密切接触的易感者，可用人丙种球蛋白进行免疫预防注射，时间越早越好，免疫期2~3个月。

（2）乙型肝炎

乙型肝炎疫苗：接种乙型肝炎疫苗是我国预防和控制乙型肝炎流行的最关键措施。易感者均可接种，新生儿应进行普种，与HBV感染者密切接触者、医务工作者、同性恋者、药瘾者等高危人群及从事托幼保育、食品加工、饮食服务等职业人群亦是主要的接种对象。现普遍采用0、1、6个月的接种程序，每次注射10~20μg，高危人群可适量加大剂量，抗-HBs阳转率可达90%以上。接种后随着时间的推移，部分人的抗-HBs水平会逐渐下降，如果少于10mIU（毫国际单位）/mL，宜加强注射一次。

对HBV感染的母亲所生的新生儿，在出生时立即（12小时内）注射乙型肝炎免疫球蛋白（HBIG）100~200IU，1个月后再注射第2针HBIG，同时在不同部位接种注射第1针乙肝疫苗（10~20μg）。间隔1和6个月分别接种第2和第3针乙肝疫苗，保护率可达95%。如不方便，亦可在新生儿出生时注射HBIG，同时在不同部位接种乙肝疫苗，分别在1个月和6个月后接种第2和第3针乙肝疫苗。

114. 意外接触乙肝病毒后应怎样预防

所谓意外接触，是指一些特殊情况下，体表（包括黏膜）破溃的部分接触了乙肝患者或病毒携带者的血液或分泌物的现象。在意外接触HBV感染者的血液和体液后，可按以下方法处理：

（1）血清学检测：应立即检测HBsAg、抗–HBs、ALT等，并在3和6个月内复查。

（2）主动和被动免疫：如已接种过乙型肝炎疫苗，且已知抗–HBs≥10mIU/mL者，可不进行特殊处理，如≤10mIU/mL或抗–HBs水平不详，应立即注射乙肝丙种球蛋白（HBIG）200~400IU，并同时在不同部位接种1针乙型肝炎疫苗（20μg），于1和6个月后分别接种第2和第3针乙型肝炎疫苗（各20μg）。

戊肝疫苗亦已研制成功，即将推广应用。

目前对丙、丁型肝炎尚无特异性免疫预防措施。

第3章　病毒性肝炎与肝癌有什么关系

115. 病毒性肝炎中的乙肝与肝癌有什么关系

根据2010年5月在瑞士日内瓦召开的世界卫生组织大会资料：估计57%的肝硬化和78%的原发性肝癌病例是乙型和丙型肝炎病毒造成的。全世界已有20亿人感染了乙型肝炎病毒，其中3.5亿患有慢性感染。这是一个惊人的数字。

亚洲人群乙型肝炎病毒携带率为8%~15%，我国的慢性乙型肝炎患者中，经过慢性的过程，25%~40%最终发生严重的肝硬化或合并肝癌。乙肝病毒感染与肝细胞癌发生之间存在密切的关系，证据主要有两点：慢性乙肝病毒感染地区与肝细胞癌发生地区有极大的相似之处，在低乙肝病毒感染的区域肝细胞癌的发病率也比较低，反之亦然。此外，80%肝细胞癌患者都伴有乙肝病毒的感染，无论这些患者是否生活在高乙肝病毒感染的地区，在他们的血液中多检测到了HBsAg和抗-HBc阳性。一项研究提示，原发性肝癌患者乙型肝炎病毒感染为86.22%，单纯病毒性肝炎中乙型肝炎病毒感染为85%，乙肝病毒感染者患肝癌的危险性是非感染者的13.52倍。另一项对肝癌高发区持续长达8年多的研究提示，HBsAg阳性组年平均肝癌发生率为177.29/10万，HBsAg阴性组为69.53/10万，表明乙型肝炎病毒与肝癌发生密切相关。丁型肝炎病毒为一种缺陷的RNA病毒，具有乙肝病毒的外壳，有学者认为与肝癌发生也有一定的关系。

原发性肝癌是人类常见的恶性肿瘤之一，全世界每年新增50万~100万病例。5年死亡率超过90%。其中半数以上的病例在中国，在非洲亚撒哈拉沙漠地区发病率也很高，研究确认，原发性肝癌与乙型肝炎病毒及丙型肝炎病毒感染密切相关，50%~80%以上的肝细胞癌因持续的乙型肝炎病毒感染所致，大约25%由于持续的丙型肝炎病毒感染。

116. 病毒性肝炎中的丙肝与肝癌有什么关系

原发性肝癌患者的丙肝病毒感染率为11.73%~19.7%，单纯病毒性肝炎中丙肝病毒感染率为3%，可见丙型肝炎较易发生肝癌，丙肝病毒感染者患肝癌的危险性是非感染者的5~7.06倍，国外资料显示丙肝病毒感染者患肝癌的危险性是非感染者的11.5倍。分子流行病学调查表明，中国和南非肝癌患者血清中丙肝病毒的核糖核酸（HCV RNA）阳性率为20.3%~23%，丙型肝炎每年肝癌发生率0.87%，10%~15%的慢性丙肝患者，20年内会慢慢转化为肝硬化，其中有1%~4%最终会转化为肝癌。从丙肝病毒感染到肝癌的发生，一般在20~25年。

乙肝病毒与丙肝病毒混合感染者发生肝癌的危险性是非感染者的32.46倍。可见二者混合感染对肝癌发生的危险性远高于两者单独感染的效应之和。

有研究者提示，甲型、戊型、庚型肝炎与肝癌无明显相关性。

117. 乙肝病毒病原学指标与肝癌有什么关系

1991—1992年间，中国台湾地区3 653例血乙肝病毒表面抗原阳性、而丙肝抗体阴性的乙肝患者，评价血清中乙型肝炎病毒脱氧核糖核酸（HBV DNA）水平与发生肝细胞肝癌风险的关系，结果：肝癌的发生率随HBV DNA水平的升高，其相关性增加，从HBV DNA水平<300/mL的108/10万（人·年），增至HBV DNA水平>10^6/mL的1152/10万（人·年）。

国内关于HBV DNA与原发性肝癌的发病关系的研究很多，内科一致地认定，肝癌的发病与HBV DNA的检测水平呈现了明显的相关性。

在一项4个地区的基因研究提示，原发性肝癌中，乙肝病毒B基因型占21.3%，C基因型71.3%，B与C基因型混合感染5%，其中B基因型的亚型全部为B2型，C基因型的亚型有C1、C2、C5三型。以上对于专业以外的人理解起来可能有点难度，但乙肝的病原学指标对肝癌的发病的呈现正相关这一事实是显然的。

118. 乙型肝炎病毒为什么会引发肝癌

关于乙肝病毒会引发肝癌的问题，似乎有些高深，但是还是能被理解的，而且理解后很有用。根据现有的研究，大概有以下几方面的认识：

（1）研究发现，HBV DNA整合到人肝细胞DNA中可致癌变，这一过程是：病毒的整合发生在HBV感染的早期阶段，整合过程会引起肝细胞DNA的缺失、染色体的重新排列、整合的靶序列和染色体部位发生插入和缺失变异。整合的最重要效应可能是发生诱变，促发肝细胞癌的发生。

（2）肝癌可能与肝细胞的炎症坏死和再生有关。肝炎病毒感染导致肝脏损伤后，伴有持续的肝细胞增殖，这种细胞增殖的加速，可引起一系列获得性DNA异常，进而抑制凋亡，促进肝细胞恶性转化，同时细胞增殖加速也容易使DNA突变得以保留并迅速克隆性扩张，最后导致肝癌的发生。

（3）HBV的X基因在肝癌的发生中起重要作用，它之所以被称为X，是因为它的功能目前还不能确定，近年的研究表明，该基因是肝炎病毒的转录因子，可调节许多宿主和病毒的基因，其产物具有强烈的反式激活活性和抑制抗癌基因P53的功能。

（4）老年肝细胞癌的研究发现，表面抗原转为阴性，血清免疫性抗体出现后，仍然可以发生肝癌细胞，其机制有待进一步深入研究。

119. 丙型肝炎病毒为什么会引发肝癌

根据现有的研究，大概有以下几方面的认识：

（1）丙肝病毒（HCV）的核心蛋白在体外有致癌作用。核心蛋白可以调节基因转录及宿主细胞的增生和凋亡。在转基因鼠的模型里，丙肝病毒核心蛋白可诱发肝腺瘤。

（2）丙肝发生癌变一般都有肝硬化的基础，HCV通过引起肝硬化，造成肝细胞异型增生而间接导致肝癌。

（3）肝癌的发病机制，也可能与丙肝病毒（HCV）序列变异、逃避免疫识别而获得持续感染有关。与乙肝病毒（HBV）不同，HCV是一种典型的RNA病毒，未发现其基因组或片断可整合入人肝细胞。

（4）同时感染HBV与HCV对肝癌的发生可能有协同作用。在分子机制上，HCV有抑制HBV复制和释放的作用，而HBV的复制也能抑制HCV的复制，可能的解释是HBV、HCV作用于致癌过程的不同阶段，HBV启动致癌过程，而HCV则促进该过程的发展。

120. 怎样预防病毒性肝炎引发肝癌

预防肝癌的发生，首先要防治病毒性肝炎。乙型肝炎的发生与发展的预防措施主要为防止母婴传播，预防手术或血液传播及接种乙肝疫苗，慢性肝炎的早期抗病毒治疗以及预防肝硬化很重要，可以减少肝硬化及肝癌的发生率。丙型肝炎现阶段还没有疫苗，故须防止母婴传播、预防针刺、注射、输血、手术等医疗操作环节中的污染，及性传播等丙型肝炎感染途径，对于慢性丙型肝炎，早期给予干扰素及利巴韦林抗病毒及预防肝硬化治疗尤为重要。肝癌的高危人群包括某些慢性肝病，有肝癌家族史者，肝硬化患者，应定期对这些人群开展B超及血清甲胎蛋白（AFP）的监测，时间间隔以3个月较好，同时给予有效的抗病毒治疗。因肝炎病毒之间、病毒与黄曲霉毒素之间有协同致癌作用，故预防应多途径、多方位兼顾进行。

第4章 酒精性肝炎

121. 什么是酒精性肝炎

酒精性肝炎也叫酒精性肝病，简称酒精肝，系指长期过量饮酒所致的一种肝脏疾病。据专家估计，全世界有1 500万～2 000万人酗酒，这些人中有10%～20%（150万～400万）有不同程度的酒精性肝病。酒精性肝病早期可无任何症状，但此时肝脏内部组织已发生了病理改变。酒精性肝病主要可分为3类，即酒精性脂肪肝、酒精性肝炎和酒精性肝硬化。这三种形式可单独或混合存在。

酒精肝的主要临床特征是恶心、呕吐、黄疸、肝脏肿大和压痛。可并发肝功能衰竭和上消化道出血等。

酒精性肝炎的发病率及肝损害的严重程度，与酗酒的时间长短和饮酒量都存在线性正相关。发病率在欧美等发达国家明显高于我国，严重酒精性肝损害在女性中有增加的趋势。酗酒者中10%～20%有不同程度的酒精性肝病。

饮酒以后，90%以上乙醇在肝内进行氧化代谢，生成乙醛和乙酸，乙醛本身就是致癌物质，并出现以下复杂的生物化学变化：乙醇在乙醇脱氢酶和微粒体酶的氧化过程中，生成乙醛和乙酸，而乙醛氧化为乙酸盐或乙酰辅酶A时，都可致烟酰胺腺嘌呤二核苷酸（NAD$^+$）还原为烟酰胺腺嘌呤二核苷酸（NADH），这一过程致使细胞内环境处于还原状态，从而干扰了糖、脂类和一些中间代谢环节。糖原异生减少、脂肪酸及三酰甘油合成增加、草酰乙酸还原生成苹果酸使三羧酸循环活性减弱等，可出现低血糖、高三酰甘油血症、肝内脂肪堆积并干扰能量代谢。丙酮酸还原为乳酸，可促进高尿酸血症和酸中毒的发生。这些生物化学反应，可能使您不能完全理解，但您会了解乙醇和乙醛对肝脏有直接毒害作用，长期酗酒可增加常用药物、某些维生素、环境中的肝毒性物质及致癌物对肝脏的毒性作用。

122. 酒精性肝炎是怎样形成的

长期的过度饮酒，通过乙醇本身和它的衍生物乙醛，可使肝细胞反复发生脂肪变性、坏死和再生，而导致酒精性肝病，包括酒精性脂肪肝、酒精性肝炎、肝纤维化和肝硬化。在欧美国家，酒精性肝病是中青年死亡的主要原因之一。据估计，1993年美国约有1 530万人酗酒，患有酒精性肝病者有200多万人；每年有2.6万人死于肝硬化，其中至少40%或许高达90%的患者有酗酒史。在我国，随着生活条件的改善，酗酒有增多趋势，尽管酒精性肝病的发生率尚无精确的统计，但并不少见。由于国内的肝病主要由肝炎病毒引起，肝炎病毒携带者的数量更多，可能掩盖了实际上是酒精作为病因的肝病。因此，正确认识酒精引起的肝损害，及时诊断和防治具有重要的意义。

正常人24小时体内可代谢酒精120g。长期饮酒超过机体的代谢能力，可引起酒精性肝病。摄入的酒精主要在肝细胞的乙醇脱氢酶作用下变成乙醛。酒精性肝病的发生主要是乙醇和乙醛的毒性作用所致。乙醛为高活性化合物，能干扰肝细胞多方面的功能，如影响线粒体对ATP的产生、蛋白质的生物合成、损害微管，使蛋白质、脂肪排泌障碍，而在肝细胞内蓄积。同时乙醇、乙醛被氧化时，产生大量的还原型辅酶Ⅰ，一方面促进脂肪的合成，另一方面抑制线粒体内脂肪酸的氧化，从而导致脂肪肝的形成。已有研究证明，酒精性肝病发病中有免疫因素参与，如自身肝抗原和分离的酒精透明小体，可以刺激患者淋巴细胞转化和游走移动抑制因子；一些细胞因子如肿瘤坏死因子（TNF）、白细胞介素（IL）等与酒精性肝炎的发生有关。酒精引起的高乳酸血症，通过刺激脯氨酸羟化酶的活性和抑制脯氨酸的氧化，可使脯氨酸增加，从而使肝内胶原形成增加，加速肝硬化过程。一些炎性细胞因子和乙醇、乙醛的毒性作用可使肝星状细胞、肝细胞、库普弗细胞（kupffer细胞）活化，分泌一些细胞外基质，促进酒精性肝硬化的发生过程。影响酒精性肝病发生发展的其他因素还有乙醛代谢的遗传变异，如乙醇脱氢酶、细胞色素P450-2E1和乙醛脱氢酶的多态性。性别（对于相同剂量的酒精，女性较男性更易患酒精性肝病）、饮食和营养也影响着酒精性肝病的发生。酒精性肝病临床上常交叉重叠地表现为肝细胞坏死、门脉高压症或两者兼有的征象。肝细胞坏死的表现有黄疸、恶心、呕吐、肝肿大、肝区疼痛、血清酶学等生化改变；而门脉高压的表现有腹水、门静脉—体静脉侧支循环形成、脾肿大和食管、胃底静脉曲张、破裂、出血等。

123. 酒精性肝炎的病理特点是什么

酒精性肝炎在病理上表现为"三部曲"的发展过程：脂肪肝→酒精性肝炎→肝硬化，而且三者常有重叠存在。酒精性肝炎的组织学特点为急性或慢性肝脏炎性病变，有肝细胞空泡样变性、坏死、乙醇性透明小体（Mallory小体）、小叶内中性粒细胞和淋巴细胞浸润、纤维组织增生和胆汁淤积。肝内终末微静脉周围纤维化或硬化性玻璃样坏死，可发生在肝硬化之前而导致门脉高压。Mallory小体是酒精性肝炎的特异性病变，但也见于某些原发性胆汁性肝硬化、肝豆状核变性、印度儿童性肝硬化、小肠旁路术后的肝硬化和肝细胞癌等。Mallory小体是由于胞浆内纤维蛋白沉积所致，表现为肝细胞附近出现形状、大小不一的高密度嗜酸性物质，可含有少量的脂肪。Mallory小体直径为2～3nm，呈丝状、不规则状环绕或马蹄形分布于肝细胞核周围。电子显微镜下小体由无数不规则中间纤维组成。

酒精性肝纤维化的基本病变包括：肝血管窦周围纤维化、终末静脉纤维化、汇管区及汇管区周围纤维化、桥接纤维化（间隔形成）。根据纤维化的范围及程度不同，酒精性肝纤维化分为轻、中、重三度。各类中都可伴有脂变及炎症，但脂变和炎症的程度都轻于纤维化的程度。

轻度酒精性肝纤维化的显微镜下特点为明显的窦周纤维化，并有少数纤维间隔形成，但保留小叶结构。

中度酒精性肝纤维化范围广，或出现中度至重度血管窦周围纤维化，纤维间隔多，致小叶结构紊乱，这一阶段的部分患者可以出现门静脉高压体征，包括食管静脉曲张、脾脏肿大及腹水，继续发展就进入重度酒精性肝纤维化，即早期肝硬化。

124. 酒精性肝炎的临床表现有哪些

由于酒精性肝炎是组织病理学诊断，因此，临床表现轻重不一，一般可无症状，或有黄疸，常由脂肪肝发展而来，可与肝硬化重叠。这些患者多死于并发症。

（1）酒精性肝炎的症状

酒精性肝炎发病前往往有近期内较集中地大量饮酒史，有明显的腹胀、全身疲乏无力、食欲不振、腹泻、恶心呕吐、腹痛、体重减轻，部分病人有发热、白细胞增多（主要是中性粒细胞增多）酷似细菌性感染。有学者分析169例酒精性肝炎中，食欲不振77%、恶心呕吐55%、腹痛46%、体重减轻43%。在酒精性肝炎病例中，饮酒年数为8.5～41年，平均21年。折合饮酒精量60～200g/d，平均117g/d。根据前述病理分级的24例中，轻度15例，中度6例，重度3例。其分别饮酒平均时程及平均饮酒精量都无明显统计学差异。

症状的轻重常与肝脏组织学改变的程度一致，但有些患者可无任何症状。有文献报道，89例经肝组织活检证实为酒精性肝炎的患者，血清总胆红素≤85.5μmol/L者，51%的患者无与肝脏相关的症状。

（2）酒精性肝炎的体征

以黄疸、肝肿大和压痛为特点，80%～100%的患者有肝肿大。少数有脾脏肿大、面色晦暗、腹水、水肿、蜘蛛痣等。有肝功能不全时腹水明显，有的出现神经精神症状。上述学者报道的169例中，肝肿大81%、黄疸77%、腹水59%、发热56%、营养不良55%、上消化道出血22%、食管静脉曲张12%、精神症状10%。中日友好医院报道的24例中，肝肿大58%、酒徒面容50%、肝掌46%、消瘦46%、蜘蛛痣38%、黄疸33%、脾脏肿大21%、腹水12.5%，食管静脉曲张1例，食管静脉显露2例，发热1例（38.1℃）。文献报告多数发热病人住院后随着停酒，发热也于数天内恢复正常，但个别病人发热可达4周。部分患者双侧腮腺呈中度肿大。

至于病理改变的轻、中、重程度与临床的关系，有一组24例的实验室检查项目包括谷丙转氨酶（ALT）、谷草转氨酶（AST）、碱性磷酸酶（ALP）、γ-谷氨酰转氨酶（γ-GT）值上升（轻度酒精性肝炎为43%～72%上升；中度60%～80%上升；重度100%上升），和凝血酶原活动度下降。临床征象：乏力、肝区痛、性功能减退、阳痿、肝肿大（轻度酒精性肝炎有36%～71%肝肿大、中度66%肝肿大、重度全部肝肿大）也可供参考。

以上这些检查项目都是非特异性的，因此，在处理具体患者时，仅靠上述非特异改变的有无，来区分轻、中、重度是不确切的，有条件时，宜做肝组织活检以帮助判别轻重程度。

125. 酒精性肝炎可做哪些辅助检查

一般可做以下检查：

（1）血液学检查

可有贫血、白细胞增多，并可出现异形红细胞，如靶形、刺形、口形和巨红细胞，平均红细胞体积（MCV）增加。

（2）生化检查

血清胆红素升高，谷草转氨酶（AST）活性明显升高，而谷丙转氨酶（ALT）活性仅轻度上升或正常。因此，AST／ALT的比值上升，若比值＞2时，对酒精性肝病诊断的灵敏度为68%，特异度达91%，阳性预测值为82%。碱性磷酸酶和γ-谷氨酰转氨酶（γ-GT）活性增高。γ-GT是一个敏感但非特异性的指标。联合检测红细胞平均体积（MCV）、γ-GT和碱性磷酸酶是诊断酒精性肝病的理想实验室指标。

（3）肝脏B型超声和CT检查

有助于发现脂肪肝。确诊有赖于肝穿活组织检查，由于肝脏损害是弥漫性的，故可行非定位穿刺活检。

126. 怎样诊断酒精性肝炎

酒精性肝病的诊断依赖于：

①确定是否有肝病；

②确定肝病是否与酒精有关；

③确定在临床病理上属于哪个阶段；

④排除其他肝病。

在诊断过程中应仔细询问病史，特别是饮酒史，包括饮酒的种类、量、时间、方式和进食的情况。一般每日饮酒80～150g［具体换算法为：酒精（g）=含酒精饮料（mL）×酒精含量（%）×0.8（酒精比重）］，连续5年即可造成肝损害；大量饮酒在20年以上，40%～50%会发生肝硬化。

根据患者有长期大量酗酒史；临床有发热、黄疸、肝肿大、压痛和白细胞增高；平均红细胞体积（MCV）、γ-谷氨酰转氨酶（γ-GT）、碱性磷酸酶（ALP）增加，AST/ALT＞2均有助于酒精性肝炎的诊断，但确诊须行肝穿活组织病理检查。错误诊断常由于根据传统的化验结果推测肝脏组织学改变而致，因为酒精性肝病患者的酶学检查改变，与组织病理学的相关性极差。有报道89例肝穿证实为酒精性肝炎患者，49%血清胆红素正常，19%谷草转氨酶正常，37%碱性磷酸酶没有升高，59%具有正常水平的血清白蛋白。但是在30个月以后有38%发生肝硬化，病死率达22%。

酒精性肝炎的诊断还要进一步明确是慢性酒精中毒，还是酒精性肝病。若为酒精性肝病，还要诊断分清属于哪一个阶段。其中血酒精浓度测定和肝穿活检是最重要的鉴别诊断手段。本病还应与肝脓肿、胆系疾病、转移性肝癌和败血症等相鉴别。

肝活检对酒精性肝病有肯定的价值。其他生化和特殊检查有助于了解肝脏的代谢异常，并有助于同其他肝病相鉴别。本病应与病毒性肝炎、非酒精性脂肪肝、其他原因的肝硬化、阻塞性黄疸、肝性脑病与酒精性谵妄相鉴别。

127. 什么是轻症酒精性肝病

轻症酒精性肝病的病人临床症状轻微，肝功能正常或轻度异常，诊断主要靠详细询问饮酒史，结合临床、肝穿活检有助确诊。此型在中日友好医院136例酒精性肝病的肝穿中占31.3%，较日本的报告所占比例为大。

轻症酒精性肝病的病理切片中，可见酒精性肝病的基本病变，如大泡性脂肪变、灶状气球样变、坏死灶伴中性粒细胞浸润及小叶中心窦周纤维化，但病变程度较轻，都在1级范围。由于病变较轻，肝小叶结构无破坏，戒酒后可以完全恢复。

轻症酒精性肝病临床症状多较轻，有不同程度肝肿大，肝重量常达2 000～2 500g，甚至达3 000g以上（正常为1 200～1 500g）。肝脏色黄，边缘钝。显微镜下大部分病人的脂变为大泡性脂变，主要可见在肝细胞中散在分布，严重者呈弥漫性分布。

128. 酒精性肝纤维化和酒精性肝硬化是什么关系

各型慢性酒精性肝病均伴有不同程度的肝纤维化，酒精性肝纤维化作为一个独立类型，近十几年才被一些学者所采用。

酒精性肝硬化的特点是小结节性肝硬化、肝脏肿大。早期酒精性肝硬化结节甚为细小，镜下特点为肝细胞结节小，再生不显著，多还保留汇管区的结构。纤维化自终末肝静脉周围与汇管区间，形成较宽的含扩张血窦的血管纤维间隔，常将小叶腺泡分隔成微小结节。酒精性肝纤维化的进一步发展就是酒精性肝硬化。

一个新的名词"酒精性肝病"是西方国家最常见的肝病，是酒精性脂肪肝、酒精性肝炎、酒精性肝纤维化和酒精性肝硬化的总称。酒精性肝纤维化和肝硬化都是病理诊断，在组织病理学上，主要表现为脂肪肝、酒精性肝炎、肝纤维化及肝硬化。所以，医生喜欢用酒精性肝病这个病名。在临床上没有明显的特征性表现。临床医生只能根据症状的轻重加以估计，就像分轻、中、重的程度那样。酒精性肝病在我国发病率有增多的趋势。

129. 酒精性肝炎可出现哪些并发症

酒精性肝炎的常见并发症有：

（1）肝功能衰竭：发病后病情急剧恶化，类似于重症肝类的临床表现。常引发肝性脑病。

（2）上消化道出血：由于门脉压力增高或/和凝血机制障碍，出现食管、胃底静脉曲张或急性胃黏膜病变导致上消化道出血。

（3）肝内胆汁淤积表现为肝肿大明显、黄疸加深、发热，直接胆红素和碱性磷酸酶显著升高，但转氨酶仅轻度上升。

（4）酒精中毒高脂血症溶血（Zieve）综合征：本征表现为黄疸、高脂血症和溶血性贫血三联症。戒酒后可康复，预后良好。下文有专题介绍。

（5）营养障碍表现有贫血、叶酸缺乏、末梢神经炎、Wernicke病（本病为酒精性中毒引发的疾病，特殊的体征是眼肌麻痹、眼球震颤和共济失调，常伴有Korsakoff精神病的体征，其特点是记忆力明显减退，不能获得新知识，以及健谈症）等。且易并发包括肺结核在内的感染。

130. 酒精性高脂血症溶血（Zieve）综合征是怎么一回事

酒精性高脂血症综合征的主要表现为黄疸、一过性高脂血症、溶血性贫血综合征，也叫酒精中毒高脂血症溶血综合征。本病于1958年由Zieve首先报告，1968年Balcerzak命名为Zieve综合征，系指慢性酒精中毒患者出现黄疸、高脂血症和溶血性贫血三联症的一组疾病。

（1）病因为酒精中毒所致肝细胞损害及不同程度胆汁淤积，从而引起黄疸。酒精可引起血浆游离脂肪酸增加，且由于增加肝内脂质形成，致使血清三酰甘油增加，高脂血症导致红细胞膜的脂质组成改变，使膜的功能障碍，脆性增加导致溶血。此外，酒精中毒所致的胰腺炎及维生素E缺乏，亦与溶血有关。多见于有长期饮酒史及慢性酒精中毒患者，常在大量饮酒后出现恶心、呕吐、食欲不振及上腹疼痛。

（2）肝脏肿大，质地中等并有压痛，少有脾脏肿大，晚期可有肝硬化表现，如腹水、肝掌、蜘蛛痣等。停止饮酒后可有震颤与谵妄。

（3）皮肤及巩膜黄染。

（4）血红蛋白尿及含铁血黄素尿等溶血性贫血的表现。

Zieve综合征的治疗：禁酒2~3周症状可消失，给予高糖高蛋白饮食，应用多种维生素及保肝药物。此外尚可针对黄疸、高脂血症和溶血性贫血行相应药物治疗。

131. 酒精性肝炎的治疗有哪些手段

酒精性肝炎的治疗原则主要是：

①减轻酒精性肝病的严重度；

②阻止或逆转肝纤维化；

③改善已存在的继发性营养不良；

④按酒精性肝硬化的治疗方法进行治疗。

常用的治疗手段有：戒酒、营养疗法、糖皮质激素治疗、丙基硫氧嘧啶治疗、秋水仙碱治疗、胰岛素—胰高血糖素治疗、多不饱和卵磷脂/磷脂酰胆碱治疗、抗氧化剂治疗、降脂药治疗、抗内毒素剂治疗、S-腺苷甲硫氨酸治疗、中医中药治疗等，若均无效，还可行肝移植手术治疗。以下将一一做以介绍。

132. 什么是酒精性肝炎的戒酒治疗

治疗酒精性肝病的首要方法是戒酒，其疗效与肝病的严重程度有关。对于轻度的酒精性肝病，及时戒酒后往往在几周至几个月内临床和病理表现即可明显改善，病死率可明显下降；对严重的酒精性肝病，戒酒和药物支持治疗不一定能改善其症状；伴有凝血酶原活性降低和腹水的酒精性肝硬化时，病程常有反复，戒酒也难以使其逆转；对于酒精性脂肪肝，戒酒是唯一的治疗方法，肝内脂肪可于数周至数月内消失，如果同时补充蛋白质或氨基酸，则可进一步促进肝细胞恢复。

虽然戒酒理所当然地是酒精性肝病的基本治疗，但对治疗酒精性肝病到底有多大实际意义，却是一个有争议的问题。在轻度酒精性肝病不伴肝硬化的病例中，单纯戒酒即可使肝功能恢复或接近正常，而对重症病例，肝功能失代偿伴出血、脑病者，即使戒酒，病死率也很高。一般而言，酒精性肝炎是可逆性病变，戒酒后病变可停止发展；如已发展为肝硬化，病变呈不可逆性，从消除角度看，戒酒的实际意义可能不大。由于酒精性肝炎和肝硬化常重叠存在，因此，对任何一个酒精性肝病者，劝其戒酒都是必要的。

133. 什么是酒精性肝炎的营养疗法

酒精性肝炎的患者应摄取高维生素、高蛋白和富含热量及镁和锌等微量元素的营养膳食。由于酒精性肝病患者肝糖原贮备量降低，进食减少可导致蛋白质分解代谢增强。但病情严重者、食欲减退、甚至恶心、呕吐，限制了热量的摄入，因此，可通过肠道外途径补充营养，如静脉滴注含有支链氨基酸的复方氨基酸、糖和少量脂类的溶液。可以改善营养状况、减轻负氮平衡。有报道称还可提升血浆白蛋白、降低血清胆红素，降低病死率。

和慢性肝炎及肝硬化代偿期病人的食疗原则一样，除了遵守所有肝病病人饮食治疗中的"高蛋白质、高热量"原则以外，另外应增加一条，就是低盐、高维生素。这是因为慢性肝炎及肝硬化病人体内易发生水、钠潴留，且常缺乏多种维生素如维生素 A、维生素 C、维生素 E 等，病人可通过摄入黄绿叶蔬菜以及豆类制品来达到补充的目的。此外，酒精性肝硬化病人体内往往还缺乏维生素 B_2、叶酸等 B 族维生素，要补充这类维生素，可将主食改为富含维生素 B_1、B_2 及叶酸的胚芽类及小米。

酒精性肝炎患者可有继发性蛋白质、热能不足性营养不良，并与疾病的严重度和病死率有相关性。有人给酒精性肝病患者每天 100g 蛋白质口服，总热能 3 000cal，辅以或不辅以氨基酸，治疗 17 例患者，无一例死亡，肝功能也有改善；而 18 例对照组中死亡 4 例。继患者的营养状态改善后，免疫功能也随之改善。动物实验表明，酒精性肝病中的肝损伤与饮食中脂质含量有一定的关系，饮食中脂质含量高者更易形成脂肪肝和肝纤维化。同时给予富含饱和脂肪酸的饮食，可减轻或阻止脂肪肝和肝纤维化的发生，而同时给予富含不饱和脂肪酸的饮食则可诱发和加剧脂肪肝与肝纤维化；临床观察也表明，如对酒精性肝病患者给予富含饱和脂肪酸饮食，可使脂肪肝和肝纤维化减轻或消失，而用富含不饱和脂肪酸饮食则未见好转，关于这一现象，至今还没有得到完美的科学解释。因此，承认饮食中脂肪酸成分可影响酒精性肝病的病变，调整饮食成分或可减轻酒精性肝病的病变。

134. 什么是酒精性肝炎的皮质类固醇治疗

近年来根据免疫机制研究认为，皮质类固醇可通过调节细胞因子，特别是白细胞介素Ⅱ和肿瘤坏死因子的生成和释放，改善酒精性肝炎的炎症反应。对重症患者有肯定疗效，对并发有肝性脑病患者可显著降低病死率，但对轻症患者效果不明显。

以胆汁淤积为主的酒精性肝炎的女性患者，每日40mg泼尼松龙应用1个月后，可获改善。皮质激素对轻中型病例无明显效果，而仅有严重病例才能从激素中受益。激素能减轻肝内急、慢性炎症，但对早期或已确定的纤维化无肯定效果。因此，酒精性肝病时激素可能仅适用于少数不伴有肝硬化的重型病例。但由于皮质类固醇可诱发上消化道出血和感染，因此，有感染、糖尿病和活动性上消化道出血者应慎用。

酒精性肝病时肝内有炎症反应，肝细胞肿胀坏死，以及胶原生成和沉积。前已述及，酒精性肝病的起始和发展，都有免疫因素参与，Mallory小体是肝细胞内出现的玻璃样物质，是由中间丝的前角蛋白堆积成的，作为自体抗原，也可产生抗体，所以患者血中可查到抗Mallory小体的抗体也便不怪。另一方面，糖皮质激素能抑制花生四烯酸代谢的脂氧合酶和环氧合酶的途径，从而抑制白三烯类及前列腺素的促炎症作用，还可促进白蛋白合成和阻止Ⅰ型胶原生成。因此，有人提出可用糖皮质激素来治疗酒精性肝病，但许多研究结果还不一致。1971—1989年间，有11项随机双盲对照研究对酒精性肝病患者使用激素的疗效作了评价，结果差异很大，仅有4项研究显示可降低近期病死率。许多因素包括性别、肝病严重度、肾功能、营养状态甚至地域等因素都影响结果。分析了所有因素后，认为糖皮质激素能降低近期病死率，无论是口服泼尼松龙40mg/d，或静脉注射甲基泼尼松龙32mg/d都有效。在治疗有效的实验中，先给以全剂量治疗28~30天，然后在2~4周内逐渐减量。少数糖皮质激素治疗的患者可发生严重感染，但与安慰剂对照组相比，并不常见。

135. 什么是酒精性肝炎的丙基硫氧嘧啶治疗

长期摄取酒精的动物和人都呈高代谢状态。正常情况下处于相对缺氧状态的肝腺泡3区（中央静脉周围区），往往对酒精中毒性损害更敏感，因此，酒精性肝病的肝损害以肝腺泡3区更严重，类似肝缺血性损害。有研究报道：乙醇代谢期间肝脏氧耗量增加。甲状腺切除和丙基硫氧嘧啶可以减轻缺氧对中央静脉周围的损伤。实验研究显示，甲状腺切除和丙基硫氧嘧啶（PTU）治疗可部分地防止摄取酒精的动物发生缺氧性肝损害。上述事实促使临床上应用PTU治疗活动性酒精性肝病。酒精性肝炎应用PTU可提高近期及远期生存率，但也有研究表明PTU并不能降低病死率，并且可致甲状腺功能减退。因此，此疗法在广泛应用前尚需进一步研究加以证实。

136. 什么是酒精性肝炎的秋水仙碱治疗

秋水仙碱又名秋水仙素，是最初从百合科植物秋水仙中提取出来的一种生物碱。从1986年开始有报道，该药对原发性胆汁型肝硬化患者的许多生物化学指标有改善，但是没有减轻肝纤维化。1988年，另有学者等报道了秋水仙碱治疗酒精性肝炎和其他多种肝纤维化患者的随机双盲临床试验，对100例患者随访了14年，结果表明秋水仙碱不仅可以改善肝纤维化，还可以显著提高患者生存率。

此外，秋水仙碱对急性痛风性关节炎有选择性的消炎作用，对一般的疼痛、炎症及慢性痛风均无效。秋水仙碱还有抗肿瘤作用，但因其毒性大，现已少用。

由于秋水仙碱的毒性较大，常见恶心、呕吐、腹泻、腹痛、胃肠反应等，是严重中毒的前驱症状，如果使用秋水仙素治疗肝纤维化出现上述症状时应立即停药，肾脏损害可见血尿、少尿、对骨髓有直接抑制作用、引起粒细胞缺乏、再生障碍性贫血。所以未经医生明确诊断的病，不能自己随便服用秋水仙碱。如果肝纤维化患者需要秋水仙素治疗，要在医生的指导下使用，做到安全用药。

137. 什么是酒精性肝炎的胰岛素—胰高血糖素治疗

有报道每日静脉滴注胰岛素及胰高血糖素12小时，治疗3周，可改善酒精性肝病患者的肝功能，但此法是否能延长患者的存活期，结论尚不一致。有人认为如先给予上皮生长因子，再给予胰岛素及胰高血糖素，效果可望更好。也有报道认为胰岛素—胰高血糖素疗法对酒精性肝病无效。总的看来，本疗法可试用于酒精性肝病，但在治疗过程中应检测血糖，防止发生致命性低血糖。

138. 什么是酒精性肝炎的抗氧化剂治疗

实验显示还原型谷胱甘肽、牛磺酸、胡萝卜素、维生素E、月见草及含硒有机化合物等，能减少氧自由基的应激性损害及脂质过氧化诱致的肝纤维化，解除外源性有毒物质的毒性。但对酒精性肝病的效果尚未明确肯定。

我国民间对酒精肝的食疗，也是抗氧化治疗的一个方面，可以参照，兹介绍于下：

（1）芹菜炒香菇：芹菜400g，香菇50g，食盐、醋适量。此方有平肝清热、益气和血作用。

（2）蘑菇烧豆腐：嫩豆腐250g，鲜蘑100g。砂锅内放豆腐和鲜蘑片，加适量盐和清水，中火煮沸后，小火炖15min，加调味品即可。有补气益胃、降脂抗病毒作用，还可用于肝炎后脂肪肝的辅助治疗

（3）芹菜红枣煲汤：芹菜200～400g，红枣50～100g，煲汤分次服用。

（4）芹菜汁：芹菜250g，洗净捣汁去渣，加蜂蜜适量，炖后温服，每日1次。

139. 什么是酒精性肝炎的多不饱和卵磷脂/磷脂酰胆碱降脂治疗

酒精性肝病中肝细胞线粒体中的磷脂有异常变化。提供足够的磷脂可减轻酒精所致的线粒体功能障碍。含多不饱和卵磷脂的大豆提取物有潜在的膜稳定作用。一项持续10年的研究表明，虽然多不饱和卵磷脂未能阻止肝细胞中乙醇所致的线粒体异常，但能明显减轻肝纤维化（治疗组和对照组相比为75%∶0%）。为什么有这等作用？学者认为：多不饱和卵磷脂可能通过增加肝胶原降解，而起到抗肝纤维化作用。体外实验证明，多不饱和卵磷脂可抑制肝星状细胞转变为成纤维母细胞，从而抑制细胞外基质的分泌，提高胶原酶的活力，促使已形成的胶原分解。

对于降脂药在酒精性肝病治疗中的价值尚有异议。需要指出的是，许多降血脂药可驱使血脂更集中于肝脏进行代谢，反而促使脂质贮积并损害肝功能。烟酸类、弹性酶及苯氧乙酸类的安妥明、苯扎贝特等降脂药具有潜在的肝毒性，并有降低糖耐量及升高血尿酸等不良反应，对肝内脂肪沉积无改善作用甚或使其加重。最近的研究发现，一种肝细胞合成胆固醇过程中的限速酶HMG-CoA还原酶的抑制剂辛伐他汀，可抑制肝星状细胞的增殖，且可显著改善持续饮酒的脂肪肝患者的肝功能及血脂代谢紊乱。关于多不饱和卵磷脂/磷脂酰胆碱降脂治疗，必须在医生的指导下进行。

140. 什么是酒精性肝炎的抗内毒素剂治疗

酒精性肝病的一个重要特征是高内毒素血症。酗酒患者的肠道革兰阴性菌增加，这是内毒素的主要来源。菌类使肠道内的pH值升高，增加肠黏膜的通透性，使得内毒素从肠道易于进入门脉循环。肝脏库普弗细胞在酒精性肝病中起着重要的作用。内毒素可激活库普弗细胞，使其释放一系列细胞因子，造成肝脏的损害。同时，激活的库普弗细胞使肝细胞对氧的消耗增加，肝细胞表面的氧张力下降，使肝组织缺氧，加重肝脏的损害。也已证明，给酒精性肝病患者口服肠道难以吸收的抗生素，如多黏菌素B或新霉素，可抑制肠道菌群，减轻内毒素血症，使库普弗细胞激活减少，进而改善肝功能，使肝病理学评分下降。

141. 什么是酒精性肝炎的S-腺苷甲硫氨酸治疗

活化的蛋氨酸有许多功能，在理论上对酒精性肝病患者有利。该药通过质膜磷脂和蛋白质的甲基化，能影响线粒体和细胞膜的流动性和微黏性；通过转硫基化增加肝内谷胱甘肽、硫酸根及牛磺酸水平。在脂质饮食中，添加外源性的S-腺苷甲硫氨酸，可部分纠正和减轻酒精性肝病的肝损伤，主要是改善线粒体的损害，而对肝脂肪变和肝纤维化无影响。

142. 什么是酒精性肝炎的中医中药治疗

中药中的一些药物有明显的解酒护肝作用，这些药物如葛花、葛根、陈皮、茯苓、砂仁、黄芩、黄连等，有些患者的病变可得以完全恢复。但中医讲究辨证施治，对于病机为酒食不节伤及脾胃，脾失健运，水湿内停，湿聚成痰，痰郁日久化热，痰湿阻滞，气机不畅，瘀血内停，阻滞脉络者，治疗除及时戒酒外，可服用中药白术、茯苓、泽泻、丝瓜络、广郁金、栀子等，以健脾化湿，清热化痰，活血通络，消除脂肪，消除疲劳，降低血脂，使脂肪肝得以逆转。对病机为纵酒过度，损伤脾胃，湿浊内生，郁而化热，熏蒸肝胆，胆汁不循常道，浸淫肌肤而发黄者，应立即戒酒，进行中西医结合治疗。临床可予柴胡、黄芩、半夏、茯苓、陈皮、党参、茵陈蒿、山栀、大黄等中药，疏肝利胆，清热退黄，

在我国应用活血化瘀中药治疗慢性肝病已有悠久历史，如桃仁、丹参、当归、汉防己甲素、何首乌、山楂、姜黄、枸杞子、川芎、泽泻、黄芩、黄精及大黄等，经实验研究和临床应用证实，有改善肝脏微循环、防止肝细胞变性坏死、减少胶原纤维产生或增强胶原酶活性等作用，可用于酒精性肝炎、肝纤维化的治疗。

143. 什么是酒精性肝炎的肝移植治疗

重度酒精性肝病患者，尤其是终末期肝硬化，若符合严格的筛选标准，可考虑肝移植治疗。与非酒精性肝病患者肝移植相比，酒精性肝病患者手术后有较高的生存率，复发亦较少，平均仅约10%。这是一项值得重视的治疗手段。但若继续酗酒者还会出现肝损害。在国外一组330例因酒精性肝病进行肝移植的病人中，有23例术后嗜酒，在6个月到2年内，19例出现酒精性肝炎，4例有肝硬化。因此，在选择肝移植病人时，要充分考虑到病人的精神心理状态、社会经济背景、术后能够返回工作岗位等情况，以及病人无肝外酒精性损害，术前至少戒酒6个月以上。

144. 酒精性肝炎的预后怎样

通常认为酒精性脂肪肝为良性病变，尽管急性脂肪肝可导致门脉高压，但戒酒后其病变可逆转。如果酒精性脂肪肝患者继续饮酒，连续肝活检证实可发生更严重的肝损伤。目前认为，酒精性肝炎具有较高的独立死亡危险因素，较非活动性肝硬化更易导致死亡。根据肝活检组织学资料，一组调查研究了酒精性肝病的自然史，发现脂肪肝患者的预后最好，4~5年的生存率是70%~80%；酒精性肝硬化伴有酒精性肝炎患者的预后最差，4~5年的生存率是30%~50%；而酒精性肝炎或肝硬化患者的预后介于两者之间，4~5年的生存率是50%~75%。将所有酒精性肝病患者合并统计，其1年和5年的平均生存率分别是80%和50%。

酒精性肝炎的预后与肝脏急性损伤的程度以及是否并发有肝硬化有明显的关系。当存在肝性脑病、腹水、蜘蛛痣、肾衰竭、凝血酶原时间较对照组延长>50%等，均可增加病死率。如能及时戒酒及住院治疗，多数可恢复，病死率可降至10%以下。主要死因为肝衰竭和急性胰腺炎。若继续饮酒可发展为肝硬化，5年生存率仅为34.1%~68.2%。

总的来说，酒精性肝炎预后较差，但如能及时禁酒和住院治疗，多数可恢复。如已

有慢性酒精性肝病基础者，如患者继续饮酒，则不可避免地会发展为肝硬化或并发肝衰竭。也有部分酒精性肝炎发展为肝纤维化，而不发展为肝硬化，据统计7年内病死率在50％以上，与预后有关的因素有脑病、腹水、凝血酶原活动度、肾衰竭。死亡原因主要为肝衰竭。偶可死于肺脂肪栓塞引起的休克、低血糖和急性胰腺炎。

145. 怎样预防酒精性肝炎

酒精性肝炎的预防，关键在于控制饮酒。少饮酒或不饮酒，就是最好的预防。具有实际意义的预防可能是以下两个问题：

（1）控制酗酒对于保持健康的好处：饮酒的自然发展过程为：不饮酒—饮酒—嗜酒—酒精依赖。其基本问题是成瘾性。大多数饮酒者希望达到这样一种状态，即最大的快感和最小的不良影响。这些人有时会过量饮酒，造成的后果可从最小的晨醒时不适，到极为严重的车祸。目前我国成人饮酒率为52.8％，男性饮酒率达77.8％，酒精依赖和滥用率为4.1％。国内尚无关于饮酒所致损伤的资料报道，但不少研究表明，汽车相撞致死有一半与饮酒有关，烧伤患者中36％～64％是由于酗酒所致，22％的工伤与饮酒有关，43％的打斗受伤者体内酒精浓度较高，22％的自杀者是酒癖者，18％的酒癖者最终以自杀结束生命。酒癖还与许多精神障碍有着密切的关系。尽管人们知道大量饮酒对健康的严重危害，但对少量或偶尔饮酒所致的危害却缺乏认识。在这一问题上，亲人及同事的任务在于：评估患者饮酒的程度及其所处阶段后，提供适当的教育、咨询和干预措施，并尽可能动员患者及早就医，寻求帮助。面对大多数患者，即经常饮酒但尚未出现酗酒或酒精依赖等严重问题的患者，医生应该在患者就诊时帮助他们。通过耐心教育能使患者积极主动，并相应地改变其危险行为。

（2）戒酒能否逆转酒精性肝病：迄今尚无治疗酒精性肝病的特效药物，戒酒仍是目前最为有效的治疗措施，戒酒可完全逆转酒精性脂肪肝，并减轻酒精性肝炎的程度，提高酒精性肝硬化的5年生存率。临床实践证明，酒精性肝病的预后主要取决于患者能否长期坚持戒酒。但是戒酒不易，现尚无一种可以治愈酒瘾的药物，对继续饮酒造成的肝脏损害亦无任何有效预防措施。对有酒精依赖和戒酒综合征者戒酒更为困难，而且易复饮。因此，早期发现和治疗酒精中毒患者十分重要。

长期禁酒至关重要，仅此一项即可改变慢性肝病的进程。酒精性脂肪肝患者，戒酒后2～4周即可出现明显效果，肝功能异常及肝脏肿大均可较快恢复到正常。经历一段时期戒酒、休息后，酒精性肝炎显示的肝功能异常和肝肿大，也可恢复正常或好转。据国外资料报告，酒精性肝炎7年生存率在减饮者为80％，而在继续嗜酒者为50％。

轻微肝纤维化者戒酒后也可不致继续发展。但肝硬化已经形成且有门静脉高压食管静脉曲张者，戒酒难于逆转肝脏病变，但可改善肝病活动程度及降低因酒精性肝炎所致的门静脉高压。酒精性肝硬化比其他类型肝硬化预后较好，但也取决于酗酒者能否戒酒。美国耶鲁大学报道的一组失代偿期肝硬化，5年生存率为50％，其中继续饮酒者为40％，而戒酒者为60％。英、法也有类似报道，继续酗酒者，5年生存率为15％～

35%。西南医院曾观察16例酒精性肝病，6例戒酒后随访6年，均获得临床症状好转，肝肿大缩小，肝功能恢复。2例明确酒精性肝炎至肝硬化后，继续酗酒，在两年内死亡，死因为肝昏迷、食管静脉曲张破裂出血、肝肾综合征与感染，说明继续饮酒对酒精性肝硬化最为不利，为加重肝损害和促进死亡的主要原因。

第5章 中毒性肝炎

146. 什么是中毒性肝炎

中毒性肝炎是指由化学毒物（如磷、砷、四氯化碳等）、药物或生物毒素所引起的肝脏炎症或所致的肝脏病变，主要是细胞毒作用的结果。随着现代化学工业的发展，中毒性肝炎的发病日渐增多。动物实验证明，工业中毒性肝炎有如下共同点：

①有类似肝炎的明确病理改变；

②病变严重程度与接受毒物的剂量有关；

③人群普遍易感，所发生的病变类似；

④容易复制动物模型。

147. 中毒性肝炎的临床表现有哪些

中毒性肝炎按接触毒物的时间和量，可分为急性和慢性中毒性肝炎两类，以慢性者多见。急性中毒性肝炎发病急骤，常无前驱症状，一般在中毒24～48h出现症状。

（1）急性中毒性肝炎

急性中毒性肝炎的症状有：食欲不振、恶心、呕吐、腹痛、肝大、血清转氨酶增高，严重者出现急性肝坏死。在较短期内吸收较高浓度肝脏毒物后，出现下列表现之二者，可诊断为急性轻度中毒性肝病：

①有乏力、食欲不振、恶心、肝区疼痛等症状；

②肝脏肿大、质软、压痛，可伴有轻度黄疸；

③急性中毒性肝病常规肝功能试验异常。

（2）慢性中毒性肝炎

由于中毒的范围很广，各种毒物引起的临床表现差别极大，如毒蕈中毒、各种化学灼伤后中毒、各种药物中毒等引发的肝炎，主要表现为毒物本身呈现的表现特点，对诊断意义很大。

慢性中毒性肝炎系长期接受锑、砷、磺胺、抗结核药、镇静安眠药（如氯丙嗪，苯巴比妥类）等有毒物质引起的中毒反应。主要表现为乏力、食欲不振、恶心、呕吐、腹胀、肝区痛、黄疸等。也可临床表现为起病隐匿，症状不明显，表现类似慢性病毒性肝炎。诊断主要靠临床表现如黄疸、肝肿大、压痛及胃肠道症状等，同时结合个人所接触的自然环境。发现中毒反应，应尽早脱离所接触的毒物，并予以对症处理；若为药物所致，应立即停药，并进行保肝、利胆等治疗，给予高热量、高蛋白饮食。一般预后良好，仅少数导致慢性肝病，死亡率低。若中毒严重，可短期内死于肝衰竭。

（3）感染性中毒性肝炎

感染性中毒性肝炎可继发于细菌性感染的肝脏中毒性病变。重症感染如败血症、伤寒及暴发性流脑等都可引起中毒性肝炎。发病以年龄较小的婴儿较为多见，大多有明显的前期感染或并发感染，麝香草酚浊度试验（TTT）轻度阳性，谷丙转氨酶（ALT）值一般不超过200～300U。

148. 职业性中毒性肝炎的诊断原则是什么

由于中毒的范围很大，现以职业性中毒性肝病为例进行讨论。所谓职业性中毒性肝炎是指在职业中接触吸收化学毒物所引起的中毒性肝脏疾病。

国家规定了职业性中毒的诊断标准，作为诊断的依据。但各种中毒又有各自的标准，如苯中毒有苯中毒的标准，铬中毒有铬中毒的标准。这些标准规定了职业性中毒性肝病诊断标准及处理原则。也适用于各种化学毒物所引起的职业性急性、慢性中毒性肝病的诊断。

（1）诊断原则

根据职业接触史，确切的肝病临床表现，实验室检查，结合现场卫生学与流行病学调查，以及动态观察资料等，综合分析，做好鉴别诊断，判明肝脏疾病确由所接触的化学毒物引起，方可做出诊断。如同时出现致病毒物所引起其他系统损害的表现，对病因诊断有重要参考意义。

（2）观察对象

肝脏毒物作业者出现头晕、乏力、食欲减退或肝区胀痛等症状；肝脏肿大、质软或柔韧、有压痛；初筛肝功能试验或复筛肝功能试验异常。

（3）诊断及分级标准

①急性中毒性肝病

a. 急性轻度中毒性肝病：在较短期内吸收较高浓度肝脏毒物后，出现下列表现之两项者，即可诊断为急性轻度中毒性肝病：

- 有乏力、食欲不振、恶心、肝区疼痛等症状；
- 肝脏肿大、质软、压痛，可伴有轻度黄疸；
- 急性中毒性肝病常规肝功能试验异常。

b. 急性中度中毒性肝病：出现明显乏力、精神萎靡、厌食、厌油、恶心、腹胀、肝区疼痛等，肝脏肿大，压痛明显，急性中毒性肝病常规肝功能试验异常，并伴有下列表现之一者，即可诊断为急性中度中毒性肝病：

- 明显黄疸；
- 脾脏肿大；
- 病程在4周以上。

c. 急性重度中毒性肝病：在上述临床表现基础上，出现下列情况之一者，即可诊断为急性重度中毒性肝病：

- 肝性脑病；
- 中度黄疸；
- 出现腹水；
- 肝肾综合征；
- 凝血酶原时间延长在正常值的1倍以上，伴有出血倾向者。

②慢性中毒性肝病

a. 慢性轻度中毒性肝病：出现乏力、食欲减退、恶心、上腹饱胀或肝区疼痛等症状；肝脏肿大、质软或柔韧、有压痛，慢性中毒性肝病初筛肝功能试验或复筛肝功能试验异常。

b. 慢性中度中毒性肝病：具有下列表现之一者，可诊断为慢性中度中毒性肝病：

- 上述症状较严重，肝脏有逐渐缓慢的肿大或质地变硬趋向，伴有明显压痛；
- 乏力及胃肠道症状较明显，血清转氨酶活性、γ-谷氨酰转肽酶或γ-球蛋白值反复异常或持续升高；
- 具有慢性轻度中毒性肝病的临床表现，伴有脾脏肿大。

c. 慢性重度中毒性肝病：在慢性中度中毒的基础上，具有下列表现之一者，可诊断为慢性重度中毒性肝病：

- 肝硬化；
- 伴有较明显的肾脏损害；
- 血清白蛋白持续降低。

149. 中毒性肝炎的治疗原则有哪些

（1）急性中毒性肝病的治疗原则

①病因治疗：及早进行病因治疗，如应用络合剂、特效解毒剂或血液净化疗法等。

②对症及支持治疗：卧床休息，给予富含维生素、易消化的清淡饮食；静注或静滴葡萄糖、维生素C等；适当选用治疗急性肝脏疾病的中西药物；针对全身及其他系统损害情况，予以其他合理的治疗。

③急性重度中毒性肝病：重点是针对肝脏损害进行治疗，防治其并发症，采取相应的积极措施，阻断肝细胞坏死，促进肝细胞再生，争取早日恢复；可应用糖皮质激素，根据病情及时调整剂量及疗程，严密观察，预防各种副作用，特别注意上消化道出血；其他治疗可参照暴发性肝衰竭的抢救治疗方案进行。

（2）慢性中毒性肝病的治疗原则

①诊断一但明确，应予休息，尽可能住院治疗。

②根据病情制订治疗方案，早期以休息为主，病情好转后，可适当活动，逐渐恢复正常生活规律；宜选择易于消化的饮食，保证必需营养；禁止饮酒，禁用可引起肝脏损害的药物。

③对症及支持治疗十分重要，适当的中、西药物治疗，避免滥用。

④对致病毒物有特效药物治疗指征者，可按病情有计划地应用。

150. 职业性中毒性肝炎有哪些食疗方

（1）绿豆燕窝粥

配方：绿豆40g、燕窝20g、大米100g、冰糖20g。把绿豆洗净，去杂质；燕窝发透，用镊子夹去燕毛；大米淘洗干净；冰糖打碎。把绿豆、大米放入锅内，加水500mL，用武火烧沸，加入燕窝，文火炖煮1h，加入冰糖使溶即成。每日1次，当主食食用，每次吃粥100g。

（2）绿豆银耳汤

配方：绿豆90g、银耳30g、冰糖30g。将绿豆洗净，去杂质；银耳用温水发透，去蒂根，撕成瓣状；冰糖打碎。把绿豆、银耳放入炖锅内，加水400mL。把炖锅置武火上烧沸，再用文火煎煮1小时，加入冰糖使溶即成。每日1次，每次1杯。

（3）三草饮

配方：甘草10g、鱼腥草10g、车前草10g。把甘草洗净、润透、切片；鱼腥草、车前草洗净加入炖杯内，注入清水250mL。把炖杯置武火上烧沸，再用文火炖煮25min，加入白糖即成。每日代茶饮。

上列各方均有清热、解毒、利水之功效，用于中毒性肝炎。

第6章 脂肪肝

151. 什么是脂肪肝

由于各种内因和外因造成脂肪在肝脏中过量堆积，肝脏中脂肪含量超过5%时，医学上称为脂肪肝。人体的一些疾病可以影响肝脏的脂肪代谢，造成肝脏脂肪堆积，所以过去仅把脂肪肝作为一种病理状态或病理过程，而不认为是一种独立的疾病列入慢性肝病的范畴。近年来随着医学影像技术的发展和对脂肪肝的深入研究，才把脂肪肝作为一种独立的疾病诊断。肝脏的脂肪中主要为中性脂肪，即三酰甘油，也有少量的胆固醇、卵磷脂等。在脂肪肝的病理切片中，形状很像中药槟榔，所以也叫槟榔肝。

152. 形成脂肪肝的主要原因是什么

形成脂肪肝的原因主要有：

（1）肝炎、糖尿病、甲亢、重度贫血等慢性疾病：肝炎，尤其是病毒性肝炎，若没有得到适当的治疗，发展的方向是脂肪肝—肝纤维化—肝硬化—肝癌，尽管其可能性并非很大或必然。糖尿病患者由于胰岛素不足，身体对葡萄糖的利用减少，为了补充能量，体内脂肪酸显著增加，这些脂肪酸不能被充分利用，就会使肝脏的脂肪合成亢进，从而引起脂肪肝。六成肥胖患者会发生糖尿病，他们发生脂肪肝的比率较无糖尿病者要高2倍。

（2）药物性肝损害：药物性肝损害占成人肝炎的1/10，脂肪肝是常见类型。已知有数十种药物与脂肪肝有关，如四环素、乙酰水杨酸、糖皮质类固醇、合成雌激素、胺碘酮、硝苯地平、某些抗肿瘤药及降脂药等，都可以导致脂肪在肝内积聚。

（3）高脂血症、高胆固醇血症：高脂血症、高胆固醇血症与脂肪肝关系密切，其中以高三酰甘油（TG）血症关系最为密切，绝大多数常伴有肥胖、糖尿病和酒精中毒。

（4）长期酗酒：酒精是损害肝脏的一大杀手。因为酒精进入人体后，主要在肝脏进行分解代谢，酒精对肝细胞的毒性使肝细胞对脂肪酸的分解和代谢发生障碍，引起肝内脂肪沉积而造成脂肪肝。饮酒越多，脂肪肝也就越严重，还可诱发肝纤维化，进而引起肝硬化。

（5）营养过剩：长期摄入过多的动物脂肪、植物油、蛋白质和碳水化合物，这些食物在体内不能被充分利用，过剩的营养物质便转化为脂肪储存起来，导致肥胖、高血脂和脂肪肝。

（6）营养不良性脂肪肝：营养不良导致蛋白质缺乏是引起脂肪肝的重要原因，多见于摄食不足或消化障碍,合成载脂蛋白不足,以致三酰甘油积存于肝内,形成脂肪肝。如重症营养缺乏病人表现为蛋白质减少性水肿,体重减轻,皮肤色素减退和脂肪肝,在给予高蛋白质饮食后,肝内脂肪很快减少;或输入氨基酸后,随着蛋白质合成恢复正常,脂肪肝迅速消除。

(7)某些工业毒物,如黄磷、砷、铅、铜、汞、苯、四氯化碳等也可导致脂肪肝。

(8)妊娠脂肪肝:多在第一胎妊娠34~40周时发病,病情严重,预后不佳,母婴死亡率分别达80%与70%。临床表现为严重呕吐、黄疸、上腹痛等,很难与暴发性病毒肝炎区别。及时终止妊娠可使病情逆转,少数可经自然分娩或剖宫产而脱险。

(9)其他如遗传、精神和心理因素、社会因素、生活方式如多坐、少活动,生活懒散等也与脂肪肝的发生有关系。

153. 脂肪肝是怎样形成的

肝脏是人体重要的消化器官,对脂肪的消化、吸收、氧化、分解、合成、转运等起着十分重要的生理作用,并保持其动态平衡。脂肪在肝脏中产生堆积可以作一个形象的比喻,把肝脏比作一个加工车间,怎样会产生产品、原料的堆积呢?经验告诉我们:一是原料进的太多,超过车间的加工能力而产生堆积;二是车间的工作效率下降产生堆积;三是产品不能及时运输出去也产生堆积。脂肪肝的形成也是这个道理。人体摄入的脂肪食物过量,肝脏代谢脂肪的功能下降或转运能力降低,尤其是人的活动量减少,脂肪消耗量减少,都会造成肝脏脂肪的堆积。问题的关键是要针对每一个人的具体情况找到主要矛盾,只有抓住主要矛盾,对症治疗才能有好效果。

154. 脂肪肝对人体究竟有哪些危害

脂肪肝是肝脏脂肪代谢失调的产物,同时又是加重肝脏损伤的致病因素,这是一种互为因果、恶性循环的发展。肝细胞中脂滴增多,使肝细胞脂肪变性、肿大,细胞核被挤压偏离中心。脂肪的代谢工作要在线粒体中进行,脂肪向细胞外运输主要通过光面内质网,脂肪在肝细胞内的堆积进一步加重线粒体和内质网的负担,并降低其功能,进而影响其他营养素、激素、维生素的代谢。长期的肝细胞变性会导致肝细胞的再生障碍和坏死,进而形成肝纤维化、肝硬化。许多人经B超检查得到一个脂肪肝的诊断,听说脂肪肝是肝硬化的先兆,难免产生恐惧,现在让我们在一起进一步讨论,脂肪肝究竟对人体有哪些危害。

155. 脂肪肝对肝脏有哪些危害

脂肪肝是肝脏脂肪代谢异常的产物,同时又是加重肝脏损伤的致病因素,彼此又互为因果、恶性循环的发展,肝细胞中脂滴增多,使肝细胞脂肪性变、肿大,细胞核被挤压偏离中心。脂肪的代谢要在粒线体中进行,脂肪向细胞外运输主要通过光面内质网,脂肪在肝细胞内的堆积,会进一步加重粒线体和内质网的负担,降低其功能,进而影响其他营养素、激素、维生素的代谢，长期的肝细胞变性会导致肝细胞的再生障碍和坏死，进而形成肝纤维化和肝硬化。

156. 为什么脂肪肝会诱发动脉粥样硬化、加重高血压和冠心病

脂肪肝患者常伴有高脂血症，血液黏稠度增加，其中的极低密度脂蛋白（LDL）因其分子量极小，很容易穿透动脉血管内膜在血管壁沉着，使动脉弹性降低，管径变窄，柔韧性减弱，这就是动脉硬化的形成。动脉硬化与高血压、冠心病的关系十分密切，研究表明，酒精性脂肪肝患者更容易合并高血压和冠心病，容易导致心肌梗死而猝死，或最终导致血液循环障碍，血管破裂，危及生命。

157. 什么是脑病脂肪肝综合征（Reye综合征）

脑病脂肪肝综合征又称内脏脂肪变性脑病。其发病机制尚不完全清楚，但已知细胞内的线粒体损伤和酶活性减退至丧失是其病理基础。病理改变主要是弥漫性脑水肿和重度的肝脂肪变性，肝脏肿大，质地坚实。伴有显著的脑症状：如抽搐、进行性意识障碍甚至昏迷，病死率高达70%～80%。

158. 为什么脂肪肝会引发肝硬化、肝功能衰竭或肝癌

各种肝病的最终结果往往是肝硬化，脂肪肝也不例外，其实脂肪肝是由于各种原因引起的肝细胞内脂肪堆积过多的病变。其临床表现轻者无症状，重者病情凶猛。一般来说，脂肪肝属可逆性病变，早期诊断并及时治疗常可恢复正常。若长期得不到治疗，会引起肝细胞的缺血坏死，从而诱发肝纤维化和肝硬化等肝病。脂肪肝患者继发肝硬化、肝衰竭、肝癌的概率是正常人的150倍。

159. 什么是急性妊娠性脂肪肝

急性妊娠性脂肪肝又称产科急性黄色肝萎缩，是一种较少见、预后十分凶险的妊娠并发症。多发生在怀孕的最后3个月，临床表现常与急性重症肝炎相似，可出现急性肝功能衰竭、胰腺炎、肾衰竭、全身凝血异常，而导致快速死亡。本病以首次妊娠的孕妇居多。典型病例表现为起病急，病初可有恶心、呕吐、上腹痛、背痛，不同程度的高血压、水肿，黄疸进行性加重，短期内可出现昏迷、腹水，皮肤大片瘀斑，便血、尿血。一旦明确诊断，应立即终止妊娠，这是唯一有效的办法，若待到晚期肝功能衰竭，凝血功能障碍，再行剖宫产或引产，则可能出现产后大出血，危及母婴生命。

160. 为什么脂肪肝会诱发或加重糖尿病

糖尿病是一种全身性的慢性、代谢性疾病，主要由于胰岛素分泌不足或胰岛素抵抗而形成的、以糖代谢紊乱为主的疾病，其特征是高血糖、高血脂、高氨基酸血症。据统计，糖尿病患者中合并脂肪肝约占50%，脂肪肝患者中合并糖尿病的占30%～40%，脂

肪肝患者的血糖水平明显高于正常人，肥胖性脂肪肝患者若血糖浓度超过正常水平，虽未达到糖尿病的诊断标准，一般认为是糖尿病前期。脂肪肝与糖尿病是一对难兄难弟，脂肪肝可诱发或加重糖尿病，若两者兼有，将给治疗带来更大的困难，顾此失彼，加速病情发展。

161. 为什么乙肝合并脂肪肝会加快向肝硬化发展

临床研究发现，慢性病毒性乙肝、丙肝合并脂肪肝，会增加肝纤维化的发生和发展，缩短慢性肝炎向肝炎后肝硬化的发展时间。肝纤维化是慢性肝炎发展为肝硬化的必然病理过程，而肝纤维化是由于肝细胞外胶原基质和非胶原基质代谢失衡形成基底膜，造成肝血窦毛细血管化，这是肝纤维化的分子病理学基础。脂肪肝使本来受损的肝细胞进一步功能下降，必将雪上加霜，加快肝纤维化进程，促使肝硬化形成。

162. 为什么脂肪肝会降低人体免疫功能和解毒功能

肝脏不仅是机体最大的消化与代谢器官，还是网状内皮细胞系统最大的、重要的免疫、解毒器官。肝血窦表层的巨噬细胞具有吞噬细菌和病毒的作用，而且几乎所有的外源性和内源性有毒物质都要通过肝脏的分解才能排出体外。当肝细胞脂肪变性或坏死，便会使肝脏的免疫和解毒功能下降。此外，脂肪肝患者常伴有肝脾肿大，脾脏也是人体重要的免疫器官，脾肿大会造成脾功能亢进，抑制了细胞免疫的功能，所以脂肪肝患者由于免疫功能降低，抵抗力差，更容易被感染。

163. 为什么脂肪肝会影响机体的消化功能

胃、肠、肝、胆都是消化系统的重要器官，人体摄取三大营养素（蛋白、脂肪、糖）都要经过肝脏的代谢才能被人体所利用，脂肪肝患者肝脏功能受损，时间长了就会累及脾、胆、胃、肠。中医认为"见肝之病，知肝传脾，当先实脾，脾主运化"；中医还认为"肝胆相表里"。肝脏有病常影响胆囊的功能，临床研究也证实：脂肪肝患者中20%～30%伴有慢性胆囊炎、胆石症。所以脂肪肝的患者，消化功能受到影响，多有消化不良的症状。

164. 脂肪肝的患者有哪些临床表现

轻度脂肪肝患者多无不适的感觉，或有诸如疲乏等亚临床症状。中等度以上的患者可表现为以下症状：

（1）食欲不振、乏力、肝区闷胀不适或疼痛：这些是肝病患者常有的症状，患者若出现食欲不振、乏力、厌油、腹胀、肝区隐痛等，排除了感冒、急性胃炎以及其他肝病，均应想到患有脂肪肝的可能。

（2）恶心、呕吐：恶心与呕吐是临床常见的症状。脂肪肝若伴有肝功能损害，可伴有恶心欲呕、厌油、上腹胀等肝系症状。恶心常为呕吐的前驱感觉，但也可单独出现，主要表现为上腹部的特殊不适感，常伴有头晕、流涎、脉搏缓慢、血压降低等症状。呕吐是指将胃内容物，通过食道逆流入口腔的一种复杂的反射动作。肝胆、胃肠系统疾病常伴有恶心、欲呕或呕吐的症状，如急性肝炎、慢性肝炎（乙型、甲型等）、肝硬化、急慢性胃炎等。

（3）肝脏肿大：脂肪肝常见的表现为肝脏肿大。若肝包膜受伸张、肝韧带被牵引，则可见肝区痛及压痛。脂肪肝患者的肝肿大：约90%患者的肝脏可扪及，30%轻度肝肿大，如肝脏贮脂占肝重的40%以上时，可有明显肝肿大，但可为无痛性。肝脏虽肿大，而其形态依然保持正常。若检查肝脏时其质地正常，或稍觉柔软，并且表面平滑且无触痛，便应考虑到脂肪肝的可能性。但因为脂肪肝其质地较柔软，所以虽然肿大而在腹壁下触诊可能难以触知。

肝脏肿大可由多种疾病引起，诊断时应结合症状、实验室检查、影像学检查（B超、CT等）协助诊断。如有营养过多所致的肥胖症、慢性酒精中毒、糖尿病、慢性结核病、各种严重贫血等疾患存在时，则可帮助判断是否已患有脂肪肝。

（4）蜘蛛痣：蜘蛛痣是皮肤小动脉末端分枝性扩张所形成的血管痣，形似蜘蛛而得名。蜘蛛痣的发生一般认为与肝脏对雌激素的灭活功能受损有关。其机制是：人体每天都产生雌激素，即便是男性，也有微量的雌激素产生，而这些雌激素要经肝脏代谢灭活，当肝脏功能受损时，体内雌激素的量增加，于是出现蜘蛛痣现象。蜘蛛痣出现的部位多在上腔静脉分布的区域内，如面、颈、手背、上臂、前胸和肩等。其痣的大小不等，直径可以针头大到1cm以上。检查时用指尖或火柴棒压迫痣的中心（即中央小动脉干部），其辐射状小血管网即退色，去除压力后又复出现，如此可以确认。蜘蛛痣常见于急慢性肝炎、脂肪肝或肝硬化时。据报道，270例肝活检确诊为脂肪肝的患者8%有蜘蛛痣，3例由脂肪肝转成肝硬变，蜘蛛痣增多；脂肪肝好转后蜘蛛痣可消失。

（5）肝掌：慢性肝病（包括脂肪肝）患者手掌的大、小鱼际处常发红，加压后退色，称为肝掌，发生机制与蜘蛛痣相同。

（6）内分泌失调：肝脏为许多内分泌激素代谢灭活的场所，脂肪肝时，病人除出现一系列内分泌推敲的症状，除蜘蛛痣外，还可能有男性乳房发育、睾丸萎缩、阳痿，女性月经过多、闭经、病人体重减轻或增加等表现。病人体重改变的机制，被认为是皮质醇类在肝脏灭活受限，导致血中皮质醇量增多，使基础代谢改变，而出现体重的变化。

（7）维生素缺乏症：患脂肪肝时，由于脂肪堆积，病人易出现多种维生素缺乏症。临床可见周围神经炎、舌炎、口角炎、皮肤瘀斑、角化过度等。维生素缺乏常认为是由于脂肪肝病人的维生素摄入量不足，但亦有人认为肝脏受损严重时，肝组织中的维生素含量亦减少，因此，脂肪堆积合并饮食中维生素缺乏是导致出现维生素缺乏症状的两个主要原因。

（8）黄疸：黄疸是由于体内胆红素代谢障碍，致血液中胆红素浓度增高，渗入组织，可见巩膜、口腔黏膜和皮肤染成黄色。黄疸在临床上按发生机制可分为溶血性、肝细胞性与阻塞性3型。脂肪肝时黄疸类型常为肝细胞性，但脂肪肝病人仅少数会出现轻度黄疸。在肝内脂肪被清除后黄疸即消退。

165. 脂肪肝应怎样分阶段和分度

脂肪肝又称肝脂肪变性，是指由各种原因引起的肝细胞内脂肪蓄积过多，脂肪含量超过肝重量的5%，最高可达40%～50%，或在组织切片上超过肝实质的30%时，称为脂肪肝。

根据脂肪肝的发病原因，脂肪肝可分为肥胖性脂肪肝、酒精性脂肪肝、营养失调性脂肪肝、药物性脂肪肝、妊娠急性脂肪肝、糖尿病性脂肪肝等。根据肝组织病理学变化，脂肪肝发展有3个阶段，也可理解为3个期：

第一阶段为不伴有肝组织炎症反应的单纯性脂肪肝，即有脂肪肝存在，但肝功能检查各项指标均正常；

第二阶段为伴有肝组织炎症和纤维化的脂肪性肝炎，该阶段出现肝功能的改变；

第三阶段为脂肪肝发展为脂肪性肝硬化。

那么，脂肪肝的程度应怎样分级呢？

脂肪肝的病理分级是以脂肪占有肝湿重多少来判定。当肝内脂肪含量达到肝重量的10%时，称为轻度脂肪肝；达到10%～25%者，为中度脂肪肝；达到25%～50%者，为重度脂肪肝。临床上明确根据病理分级是相当困难的。参照《肝脏病学》对脂肪肝的分类办法，以肝脏B超检查为主，结合临床症状，作为分级依据。

（1）轻度脂肪肝：B超表现为近场回声增强，远场回声衰减不明显，肝内管状结构仍可见。自觉症状不明显，肝功能基本正常。

（2）中度脂肪肝：B超表现为近场回声增强，后场回声衰减，肝内管状结构模糊。自觉肝区不适，食欲不振，肝功能轻度异常。

（3）重度脂肪肝：B超表现为近场回声显著增强，远场回声明显衰减，肝内管状结构无法辨认。自觉肝区疼痛，腹胀闷满，或见黄疸，蜘蛛痣。肝功能检查中或重度异常。

166. 脂肪肝有哪些治疗方法

脂肪肝可分轻度、中度和重度，轻度脂肪肝是治疗脂肪肝的最佳时期。轻度脂肪肝的患者若能及早进行治疗，是可以完全痊愈的。所以得了脂肪肝可不能耽搁，抓紧治疗是关键。轻度脂肪肝的治疗是多方面的，应针对病因，并根据病人的具体病情进行综合治疗，才能奏效。

脂肪肝的治疗方法主要有运动治疗、饮食治疗、药物治疗三方面，以下将分别讨论。

167. 什么是脂肪肝的运动治疗

运动种类的选择：患轻度脂肪肝的人，应选择以锻炼全身体力和耐力为目标的全身性、低强度运动，也就是通常所说的有氧运动，比如慢跑、中、快速步行（115～125步/min）、骑自行车、上下楼梯、爬坡、打羽毛球、踢毽子、拍皮球、跳舞、做广播体操、跳绳和游泳等，实践证明这类运动对患脂肪肝的人降脂减肥、促进肝内脂肪消退的效果较好。

运动实施的时间段和频率的选择：根据研究资料，同样的运动项目和运动强度，下午或晚上锻炼要比上午锻炼多消耗20%的能量。因此，运动锻炼时间最好选择在下午或晚上进行；散步的最佳时间是晚饭后45min，此时热量消耗最大，减肥的功效也最好。运动实施的频率以每周3～5天较为合适，具体应根据实施者的肥胖程度、余暇时间以及对运动的爱好等因素来决定。如果运动后的疲劳不持续到第二天，每天都进行运动也不无好处。

不久前有报道：一位母亲为了给需做肝移植的儿子供肝，而自己却因脂肪肝不能被选用，在医生的指导下，坚持了半年的运动锻炼，终于实现了伟大的目标，实属可敬，也说明坚持运动可以治好脂肪肝。

168. 轻度脂肪肝应怎样进行饮食治疗

饮食治疗是大多数脂肪肝病人治疗的基本方法。也是预防和控制脂肪肝病情进展的重要措施。众所周知，热能的来源为食物中的脂肪、糖类和蛋白质，其需要量与年龄、性别和工作种类等因素有关。摄入过高的热能可使人的脂肪合成增多、体重增加，从而加速肝脏细胞脂肪变性。因此，应该制订并坚持合理的饮食制度，新鲜蔬菜、水果、豆类制品、瘦肉、鱼类、蛋清等食品的膳食，有助于促进肝内脂肪消退，高纤维类的食物有助于增加饱腹感及控制血糖和血脂，这对于因营养过剩引起的脂肪肝尤其重要。关于总热量的摄入，一般的轻体力工作者，最好把热量限制在2 000cal（8370J）／d以下，但应以体重的监控加以矫正。

患脂肪肝的人要注意三大营养素的合理搭配，即增加蛋白质的摄入量，重视脂肪的质和量，糖类饮食应适量，限制单糖和双糖的摄入。需要提醒的是，脂肪肝的人应以低脂饮食为宜，并且要以植物性脂肪为主，尽可能多吃一些含不饱和脂肪酸的脂肪（如橄榄油、菜籽油、玉米油、茶油、豆油等），尽量少吃一些多含饱和脂肪酸的脂肪（如猪油、牛油、羊油、黄油、奶油等），同时应限制胆固醇的摄入量，如动物内脏、脑髓、蛋黄、鱼卵、鱿鱼等。在糖类摄入方面，应吃一些低糖类饮食，不能吃富含单糖和双糖的食品，如高糖糕点、冰激凌、干枣和糖果等。

轻度脂肪肝患者应供给高蛋白、摄入低脂肪、限制胆固醇和碳水化合物的摄入。要多进食蔬菜和水果，因水果和蔬菜富含维生素和矿物质，可以加速肝细胞修复，其中的膳食纤维还能减少胆固醇的吸收，加速胆固醇排泄，降低血脂。酸奶、大蒜、洋葱、香菇、木耳、山楂、绿豆等有降脂作用。在饮料方面，不宜喝可乐、雪碧等高糖饮料，可饮绿茶，或喝些含糖少的猕猴桃和山楂汁饮料；最好戒酒，因为酒精可促进内源性胆固醇及三酰甘油的合成，加重脂肪肝的程度。当营养物质摄入超过人体正常需要的热量时，多余的营养物质就会变成脂肪储存起来，长期积累会造成轻度脂肪肝及肥胖症。所以，轻度脂肪肝的治疗要减少食物的摄取量，坚持合理的饮食。

许多脂肪肝患者是长期大量饮酒造成的。酒精对肝细胞有一定的毒性，它可以使脂肪酸的分解代谢发生障碍，造成肝内脂肪酸堆积。同时酒精还可影响肝细胞对脂肪的代谢和利用，从而导致脂肪肝。轻度脂肪肝的治疗要减少酒精的摄入。

169. 中、重度脂肪肝应怎样治疗

轻度的脂肪肝治疗效果较好，可中、重度脂肪肝也不能不治。脂肪肝的治疗是多方面的，应针对病因，并根据病人的具体病情进行综合治疗，才能奏效。单纯性脂肪肝是疾病的早期阶段，如能早期发现、及时治疗，是可以完全恢复正常的。即使发展为脂肪性肝炎和肝纤维化，经过积极治疗后，肝脏病变仍有可能得到逆转。但是如果任其发展，一旦演变为肝硬化后，即使再积极治疗也很难使肝脏恢复正常。虽然中、重度脂肪肝的治疗效果不一样，但实际情况是中、重度的临床鉴别较难，所以把中、重度脂肪肝放在一起讨论，也是理所当然。

治疗方法仍然是饮食治疗和运动治疗，这在上一节已讨论过了。但值得注意：

（1）应注意充分合理地饮水，一般地说，成人每日需饮水2 000mL，老年人1 500mL，肥胖者因体内水分比正常人少15%～20%，故每日饮水量需2 200～2 700mL，平均每3小时摄入300～500mL；饮用水的最佳选择是白开水、矿泉水、净化水以及清淡的茶水等，切不可以各种饮料、牛奶、咖啡代替饮水。如果是营养过剩性脂肪肝的人，饭前20min饮水，使胃有一定的饱胀感，可降低食欲、减少进食量，有助于减肥。

（2）患脂肪肝的人应该坚决改掉不良的饮食习惯，实行有规律的一日三餐。长期大量饮酒可引起脂肪肝，应坚决戒酒。同时，过量的摄食、吃零食、夜食、间食以及过分追求高品位、高热量、调味浓的食物会引起身体内脂肪过度蓄积，应尽量避免。饮食方式无规律，如经常不吃早餐，或者三餐饱饥不均，都会扰乱身体的代谢动态平衡，为肥胖和脂肪肝的发病提供条件。有研究表明，在一天能量摄取量相同的情况下，固定于晚间过多进食的方式比有规律地分3次进食更容易发胖。此外，进食速度过快者不易产生饱腹感，易因能量摄入过多促发肥胖症。

（3）在选择有氧运动中，慢跑、中快速步行（115～125步／min）、骑自行车、上下楼梯、爬坡、打羽毛球、踢毽子、拍皮球、跳舞、做广播体操、跳绳和游泳等，这类运动对脂肪肝的人降脂减肥、促进肝内脂肪消退的效果较好。至于运动强度，应根据运动后劳累程度和心率（脉搏）选择适当的运动量，以运动时脉搏为100～160次／min（以170减去实际年龄），持续20～30min，运动后疲劳感于10～20min内消失为宜。亦有专家认为，运动量的大小以达到呼吸加快，微微出汗后再坚持锻炼一段时间为宜。

170. 怎样运用药物治疗脂肪肝

到目前为止，治疗脂肪肝尚无肯定有效的药物。一般常选用保护肝细胞、去脂药物及抗氧化剂等，但有些去脂药治疗脂肪肝，不仅没有效果，反而加重了脂肪肝。如近年来鱼油保健品风靡市场，擅自服用者甚多，许多人只知其对身体有好处，却不知鱼油促进脂肪的分解是在肝脏进行的，客观地把脂肪动员到肝脏来，增加了脂肪在肝脏的堆积，所以长期服用会引起脂肪肝和易出血倾向。某些降脂药物如多烯康、月见草丸等将沉积在动脉管壁上的脂质转运到肝脏，故长期服用也会造成脂肪肝。不少冠心病和高血压患者服用β-受体阻滞剂如心得安、倍他乐克等，很少有人知道这类药物有抑制脂肪分解的副作用，长期服用会造成肥胖症和脂肪肝。此外，四环素、泼尼松、异烟肼、氯丙嗪、他巴唑等许多药物均可引起脂肪肝。滥用药物加重了肝脏的负担，再加上高脂、高糖、高热量饮食和缺乏运动，难怪脂肪肝患者会大幅增多。所以脂肪肝患者不要寄希望于药物治疗，应积极在饮食和运动两方面苦下工夫。若需药物治疗，应在专科医生指导下正确选用，切不可滥用。

但是，中医中药对脂肪肝有一定的疗效，可参照第5章的中药治疗。

第7章 肝纤维化

171. 什么叫肝纤维化

肝纤维化是指由各种致病因子所致的肝内结缔组织异常增生，导致肝内弥漫性细胞外基质过度沉淀的病理过程。肝纤维化不是一个独立的疾病，而是许多慢性肝脏疾病所引发的共同病理改变。病因大致可分为感染性（慢性乙型、丙型和丁型病毒性肝炎，血吸虫病等），先天性代谢缺陷（肝豆状核变性、血色病、α₁-抗胰蛋白酶缺乏症等）、化学代谢缺陷（慢性酒精性肝病、慢性药物性肝病）及自身免疫性肝炎、原发性胆汁性肝硬化和原发性硬化性胆管炎等。

当肝脏遭到各种致病原侵袭时，引起肝脏损害与炎症反应，人体免疫系统同时被激活，进行组织修复，这是一种自然过程。

在正常肝组织中，各种细胞及细胞外基质之间有精确的、相对比例和特定的相对空间位置，肝细胞与肝纤维化之间、细胞与细胞外基质之间的信号传递精确地调控着结构、功能和代谢状态，成为一个相对稳定的微生态系统。但当这种组织修复过度及失控时，由于修复所致的纤维增加，肝细胞外基质过度增生与异常沉积所致肝脏结构和肝功能异常改变，轻的称为肝纤维化，重者会引起肝小叶结构改变，假小叶及结节形成，那就是肝硬化了。

在临床上难以将两者截然分开，因为慢性肝病由肝纤维化到肝硬化是一个连续的发展过程。近年的基础和临床研究表明，如果能给予有效的病因治疗，或能直接抑制细胞外基质的合成和/或促进其降解，则已经形成的肝纤维化甚至早期肝硬化也是可以逆转的。

172. 肝纤维化有哪些病因

肝纤维化的病因有很多，在临床上多见有病毒性肝炎、酒精肝、脂肪肝、自身免疫性疾病等。

（1）病毒性肝炎：大量的研究发现慢性病毒性肝炎一般都伴有程度不等的肝纤维化，因为病毒的持续性存在，反复或持续的炎症浸润，对肝细胞的不断损伤，导致肝实质发生炎症、坏死等病理变化，致使肝脏持续不断地纤维增生而逐渐形成肝纤维化。

（2）酒精肝：酗酒可导致酒精肝，因酒精的中间代谢产物乙醛不仅直接损伤肝脏而且对肝脏产生氧化应激和脂质过氧化损伤，进而可诱发肝脏代谢紊乱，促进炎症免疫反应和肝纤维化的发生，若长此下去，可导致酒精性肝硬化的发生。

（3）脂肪肝：由于各种原因引起的脂肪在肝内过度蓄积，造成肝脏的持续性损伤，导致肝细胞的脂肪变性和脂质代谢的紊乱，使肝脏对炎症反应和各种肝损伤因素的易感性增高，进而促进肝脏纤维化的发生及发展。

（4）自身免疫性疾病：在临床上像肝细胞受累的自身免疫性肝炎，或胆管细胞受累的原发性胆汁性肝硬化，和原发性硬化性胆管炎等，这类患者自身的免疫系统会攻击肝脏，可导致肝纤维化或肝硬化的发生。

引起肝纤维化的病因很多，不管什么原因导致的都应积极治疗，以最大限度地逆转肝纤维化，对疾病的治疗及预后都是很有益处的。

173. 肝纤维化有哪些表现

人类肝纤维化的病理改变发展多较缓慢，从肝细胞的损伤、炎症、坏死、细胞外基质的异常增生和沉积，有的需要经过数月至数年之久，平均3~5年的时间。由于肝脏具有很强的代偿功能，即使肝纤维化处于活动期，病人的临床也可没有异常表现，或表现不典型；即使病人有症状，往往也缺乏特征性。许多患者是在体格检查或因其他疾病进行剖腹探查，甚至在尸体解剖时才被发现。其可能出现的临床表现可能有乏力、食欲不振、恶心、腹胀不适、上腹隐痛及腹泻等，其实这些并非肝纤维化的表现，而是提示早期肝硬化的出现。对于肝纤维化的发现或诊断，主要是从存在引发肝纤维化的疾病或原因来推断。

174. 怎样诊断肝纤维化

肝纤维化是一个极其复杂的动态过程，在诊断方面，必须结合临床、纤维化有关生化指标进行综合分析，才能做出切合实际的诊断，以下几点意见供诊断时参考。

由于肝纤维化是在慢性肝病的基础上发生与发展的，因此，在诊断肝纤维化时，首先要分析有无慢性肝病及慢性肝病的病因存在，所以有关病因学方面的检测及肝功能试验应做，有人推荐腺苷脱氨酶（ADA）、谷胱甘肽S转移酶（GST）等指标，认为较敏感，方法简便。

血清指标检测方面，目前肝纤维化的生化指标国内外综合起来已有20种以上，上述所列之检查是比较常用的。目前多推荐透明质酸（HA）、层粘连蛋白（LN）、Ⅲ型前胶原（P-Ⅲ-P）、Ⅳ型胶原（Ⅳ-C）。其中2~3项有显著增高，可考虑早期肝硬化。但仍不是特异的，仅供参考。

超声波检查也是常用的检查手段。肝活组织检查是诊断肝纤维化最直接、最准确的手段，但属于有创检查、难以为患者接受，且不能作为一个动态观察肝纤维化变化及判断疗效的指标。

175. 怎样治疗肝纤维化

治疗肝纤维化是防止肝硬化发生的重要措施。由于肝纤维化病人常常没有明显的临床特征性症状，或仅有轻微的乏力，食欲不振，肝区不适等，B超影像学可早期发现肝表面欠光滑，未必有蜘蛛痣或肝掌，易被忽略。治疗要从存在肝纤维化的病因出发，"未病先防"地进行治疗。首先，要去除肝纤维化的病因，具体地说，即治疗原发疾病，如病毒性肝炎，在专科医生指导下正确地进行抗病毒治疗；酒精性肝病要戒酒；药物性肝病要停止使用可疑药物；胆管疾患引发的肝纤维化要积极治疗原发病等。要根据患者的临床表现及实验室检查结果采用中医的辨证施治，或疏肝理气、或活血化瘀、或益气养阴、或软坚散结，大都能取得较为满意的疗效。患者还要改变不良的生活方式，忌劳累、戒烟酒、适度节制性生活等。

抗炎症和抗肝坏死的药物与抗纤维化药物在作用上有所不同，前者可影响胶原的合成，后者除抑制胶原合成、分泌与沉积作用外，又可促进胶原的降解。但临床上有的患者虽然彻底治疗原发病肝炎，却不能完全代替抗纤维化治疗，如有的肝炎肝硬化的病人，HBeAg已转阴，但肝纤维化仍在进展。动物实验结果与临床差距甚大，所以评估时要全面考虑。不同程度（轻、中、重）和不同时期（早、中、晚）肝纤维化治疗方法和疗效不同。迄今抗纤维化治疗尚未有根本性的突破。

抗纤维化治疗的药物及方法有以下多种，可请医生帮助选择，指导应用：

（1）γ干扰素具有抑制星形细胞、激活、增生和分泌细胞外间质的作用，被认为是最有前途的抗纤维化药物之一。100万单位／天，肌内注射，6个月为1个疗程，前3个月每天肌内注射1次，后3个月隔日注射1次。

（2）秋水仙碱具有抗炎与抗纤维化作用，每次0.5mg，口服，每天2次，每周服5天，连服1年。

（3）甘草甜素具有护肝与抗纤维化作用，可静脉滴注较大剂量：每天150～200mg，也可以口服，每天3次，每次150mg，疗程3～6个月。

（4）氧化苦参碱有减轻肝脏炎症、抑制肝内胶原合成，还有一定的抑制病毒作用。用法为每天肌注600mg，每日1次，3个月为1疗程。

关于超氧细胞免疫诱导治疗，请参阅本书问题"110. 一种崭新的疗法：三氧细胞免疫诱导治疗肝病"一节。

176. 病毒性肝炎抗纤维化治疗还有哪些措施

病毒性肝炎引发的肝纤维化是指肝细胞发生坏死及炎症刺激时，肝脏内纤维结缔组织异常增生的病理过程。纤维化是肝硬化的前期病变，但也是可以逆转的；而肝硬化是纤维化进一步发展的结果，可逆性差，但临床上许多肝硬化的患者通过中西医结合的治疗，得到相应的缓解，所以仍应积极治疗。

在上一节讨论的治疗方法的基础上，病毒性肝炎所引发的肝纤维化，首要的是抗病毒治疗。因为病毒活动促进肝纤维化的发展。这是病毒性肝炎肝纤维化治疗的特殊一点。

177. 治疗肝脏纤维化的中药有哪些

肝纤维化的治疗，目前西药疗效并不理想。自20世纪70年代中期开始，根据中医理论及临床实践的经验，开展中医药防治肝硬化及抗肝纤维化治疗研究表明，中医药抗肝纤维化治疗中具有明显的优势，并发现一些具有抗纤维化作用的中药。

（1）丹参：上世纪50年代末就有丹参治疗晚期血吸虫病肝硬化及脾肿大的报告。近年来已较广泛用于早期肝炎后肝硬化的治疗。临床上用丹参注射液治疗慢性乙型肝炎伴早期肝硬化，治疗前后5例活检肝组织的观察结果表明，药物能有效地改善纤维化的病理改变，纤维化分期由治疗前的4期降至治疗后的2期。运用超声多普勒动态观察肝炎后肝硬化患者接受丹参注射液静滴前后肝脏门静脉血流变化的结果表明，药物能有效地提高门静脉血流量。其中水溶性成分丹参酸甲具有很强的抗氧化活性，可显著抑制四氯化碳致大鼠肝纤维化的形成，对二甲基亚硝胺大鼠肝纤维化有明显逆转效果，而丹参酸乙不但能抑制四氯化碳大鼠肝纤维化的形成，也可逆转二甲基亚硝胺大鼠肝纤维化。复方丹参液10～20mL，加入10%葡萄糖液中静脉滴注；或丹参片2～3片，每天3次。

（2）汉防己：功效为行水、泻下焦湿热，主治水肿、肿胀。汉防己甲素为钙通道的阻滞剂，具有解热镇痛、降压、抗菌、抗癌等药理作用。临床上用来治疗肝炎后肝硬化，发现可显著降低门静脉压力，每次50mg，一日3次。用药1周后，门静脉、脾静脉及肠系膜上静脉的血流量明显下降，1个月后下降更为显著，3个月后开始稳定。食道静脉曲张压力1个月后下降了11.2cmH$_2$O（32%），心得安对照组下降3.3cmH$_2$O（9.3%）。对体外门静脉主干狭窄法造成的幼猪急性门静脉高压模型，能迅速降低门静脉高压。对四氯化碳大鼠肝纤维化，可显著减轻肝细胞变性、坏死。炎症细胞浸润及纤维化沉积的程度也可得到改变。

（3）虫草菌丝：虫草菌丝可显著提高肝炎后肝硬化患者的血清白蛋白含量，并显著提高肝组织胶原酶活性，促进家兔血吸虫病肝纤维化的逆转，对四氯化碳大鼠肝纤维化具有良好的预防、抑制作用；对人白蛋白免疫损伤性大鼠肝纤维化具有一定的预防和治疗作用，减轻肝组织内炎性细胞浸润和肝实质细胞变性，抑制纤维结缔组织、Ⅰ、Ⅲ型胶原在肝内的沉积，促进胶原的降解与重吸收。虫草多糖能明显减轻免疫损伤性大鼠肝纤维化。目前临床常用的含冬虫夏草的制剂有金水宝、虫草精胶囊等。用法：金水宝：2～4粒，口服，每天3次。虫草精胶囊：2～4粒，口服，每天3次。

（4）桃仁：主要功能是破血行瘀，适用于血瘀征象明显，伴有肠燥便秘、舌质紫暗、面色黧黑、肝区刺痛、腹腔感染等患者。现代药理研究表明，桃仁具有抗菌、抗过敏、抗炎、镇痛等作用。桃仁活血化瘀作用的主要成分是苦杏仁苷。用法为桃仁8～15g，煎汤，每天分2～3次服，或入丸、散；苦杏仁苷注射液0.6～1.5mL，加入5%葡萄糖500mL中静滴，隔日1次，总疗程为3个月。

（5）茯苓：主要功能为渗湿利水、益脾和胃，适合于脾气虚弱、腹水、肢肿的患者（表现为水肿胀满、小便不利、泄泻、咳嗽、失眠等）。每日12～25g，水煎，分次内服；或入丸、散。

（6）齐墩果酸：本品系中药青叶胆的有效成分。青叶胆的别名为肝炎草、小青鱼胆、七疸药。齐墩果酸广泛存在于连翘、女贞子、败酱草等多种中草药中，现已制成齐墩果酸酶片。每次40mg，每日分3次口服，治慢性肝炎3个月为1疗程；治疗肝硬化、肝腹水时可口服奥星胶囊（主要成分为齐墩果酸），每次4粒，每日3次，3个月为1疗程。

（7）柴胡：主要功能为疏肝解郁、解表和里升阳，适合于肝郁脾虚类患者（表现为低热、胸胁胀痛、食后胀满、恶心、腹痛等）。每日5～9g，水煎后分次服；或入丸、散；或制作成注射液。

（8）田三七：功效为止血化瘀，用于肝硬化患者出现鼻衄、牙龈出血、呕血、便血者，三七粉2g，冲服，半年1疗程。

（9）鳖甲软肝片：是目前国内唯一被国家药品监督局批准的抗肝纤维化药。用法：口服，每次4粒，每天3次。

（10）小柴胡汤：早期抑制肝细胞坏死，后期直接抑制肝纤维化。

（11）大黄䗪虫丸：促进胶原的降解。用法：口服，每次3g，每天3次。

第8章 肝硬化

178. 什么是肝硬化

肝硬化是各种原因所致的肝脏慢性、进行性的弥漫性改变。其特点是一种或数种病因反复、长期损伤肝细胞，导致肝细胞变性和坏死。广泛的肝细胞变性坏死后，肝内结缔组织增生是机体自我修复的潜在功能，结果是出现纤维组织弥漫性增生。同时，存活的肝细胞再生也是潜在的修复功能，于是形成再生结节，正常肝小叶结构和血管形态遭到破坏，形成假小叶。经过一个相当长的时期（数年甚至数十年），肝脏逐渐发生变性，质地变硬，临床上称这一病理生理改变为肝硬化。可并发脾肿大、腹水、水肿、黄疸、胃底食道静脉曲张、出血、肝性昏迷等疾病。

在我国肝硬化比较常见，大多数为肝炎后肝硬化，少部分为酒精性肝硬化和血吸虫性肝硬化。肝硬化早期经过积极防治，可以逆转或不再进展，但晚期将严重影响患者生活质量，甚至危及生命，因此肝硬化的防治非常重要。

179. 哪些原因可引发肝硬化

由于我国是肝炎大国，尤其是病毒性肝炎患者居多，而且肝炎病毒本身就是肝硬化的发展基础，所以在我国肝硬化的发病率也是比较高的。引发肝硬化有诸多原因：

（1）病毒性肝炎：往年，我国是病毒性肝炎高发地区，病毒性肝炎是最常见的导致肝硬化的原因。病毒性肝炎引起的肝硬化约占我国肝硬化病因的40%～65%，最常见的是由乙肝和丙肝所致。从病毒性肝炎发展至肝硬化的病程，多数比较漫长，如果在肝硬化形成前加以预防，多数可以防止肝硬化的发生。在肝硬化形成早期进行治疗也有希望逆转肝硬化。

（2）胆汁淤积、排泄障碍：肝外胆管阻塞或肝内胆汁瘀积时，高浓度和胆红素对肝细胞有损害作用，久之可发生肝硬化。肝内胆汁淤积所致者称原发性胆汁性肝硬化，多由毛细胆管炎引发；由肝外胆管阻塞所致者称为继发性胆汁性肝硬化，成人的阻塞多由于胆结石、狭窄、癌肿、慢性胰腺炎等引起。

（3）化学毒物或药物：这是涉及面最广的原因之一。虽然直接导致的肝硬化并不多，但是可能对其他原因引起的肝硬化形成有促进作用。我们日常接触和食用的许多化学毒物或药物都可损伤肝脏，如长期或反复地接触工业毒物，如四氯化碳、砷、氯仿等，或使用药物如异烟肼、甲基多巴、四环素、氨甲蝶呤等，可产生中毒性或药物性肝炎以及慢性活动性肝炎，长此以往逐渐形成肝硬化。

（4）慢性酒精中毒：在西方发达国家，因喝酒引起的肝硬化所占的比例最大。随着我国病毒性肝炎发病率日益降低，国民生活水平的提高以及应酬、聚会等社交方式的增多，喝酒引起的肝硬化比例也呈上升趋势。

（5）营养失调：营养失调指的是营养不良和营养过剩。关于营养失调引起肝硬化的问题各学者尚有争论。目前多数认为，营养失调引起脂肪肝，然后导致肝细胞坏死、变性直至肝硬化。同时有营养不良者，可降低肝细胞对致病因素的抵抗力，从而成为肝硬化的间接病因。而营养过剩导致的肥胖也常会引发脂肪肝，如果不加注意和治疗，任其发展也有可能发展为肝硬化。

（6）寄生虫：如血吸虫、肝吸虫等。

180. 肝硬化有哪些症状

肝硬化的症状主要表现为乏力、食欲不振、恶心、腹胀不适、上腹隐痛及腹泻等。其中乏力和食欲不振出现较早，且较突出。这是因为静脉压增高而使消化道充血，蛋白质缺乏而致胃肠道水肿，消化酶缺乏以及胆酸产量减少等，从而使胃肠道的消化、吸收以及蠕动发生障碍。有时感到恶心，严重者可见呕吐，有的尚有口干、口苦、津少舌干等症状。上述症状常因劳累或伴发病而出现，经休息或治疗后可缓解。肝功能检查多正常或轻度异常。一般来说，代偿期肝硬化症状较轻，缺乏特异性，而失代偿期肝硬化患者症状较重，且可见肝功能损害和门静脉高压所致的症状和体征。

出血倾向及贫血也是肝硬化的症状，常有鼻衄、齿龈出血、皮肤瘀斑和胃肠黏膜糜烂出血等。出血倾向主要由于肝脏合成凝血因子的功能减退，脾功能亢进所致血小板减少，和毛细血管脆性增加亦有关。由于营养缺乏、肠道吸收功能低下、脾功亢进和胃肠道失血等原因，常有不同程度的贫血。

还可表现有内分泌失调，雌激素、醛固酮及抗利尿激素增多。雌激素增多时，通过反馈机制抑制垂体腺前叶功能，从而影响垂体—性腺轴及垂体—肾上腺皮质轴的功能，致使雄性激素减少，肾上腺皮质激素有时也减少，主要原因是肝功能减退对激素的灭能作用减弱，而造成体内蓄积。

181. 肝硬化的诊断标准有哪些

诊断肝硬化是一项综合性诊断，具体内容有：

（1）有病毒性肝炎、长期嗜酒、长期营养不良、血吸虫病或化学药物中毒等病史。

（2）症状：早期（代偿期）有食欲不振、腹水、恶心、腹泻、肝脾轻度肿大、蜘蛛痣，晚期（失代偿期）有腹水、出血倾向、黄疸、肝掌、脾肿大、肝体积缩小等。

（3）肝功能检查：代偿期肝功正常或轻度异常，失代偿期肝功明显异常，血浆白蛋白降低，球蛋白升高，白蛋白、球蛋白比例倒置，蛋白电泳γ球蛋白明显增加。

（4）关于肝纤维化的检验：血清透明质酸（HA）、Ⅲ型前胶原肽（P—Ⅲ—P）、Ⅳ型胶原（Ⅳ—C）和层粘连蛋白（LN）四项指标，如高于正常参考值可考虑已经肝纤维化了，但血清学指标并不完全与肝脏纤维化病理改变相对应，它们数值的高低也不能完全代表纤维化程度的高低。此外还可做：血清单胺氧化酶（MAO）和金属蛋白酶组织抑制因子-1（TIMP）检测，数值升高也反映肝脏的纤维化。

（5）血象检查：脾功能亢进者白细胞和血小板减少，严重时全血细胞减少。

（6）B超检查：肝脏大小变化、表面和形态，回声改变，门静脉、脾静脉增粗，有腹水，可见液性暗区，脾体积增大。

（7）肝组织学检查：有纤维间隔形成，且小结节性或混合结节性增生者可确诊。

（8）食管钡透或内窥镜检查，有食管或胃底静脉曲张。

182. 肝硬化的治疗方法有哪些

（1）病因治疗：肝硬化的治疗，应依据疾病诱发的原因来采取针对性的治疗。病毒性肝炎所致的肝硬化患者应该积极采取抗病毒治疗，可有效地改善肝功能，有利于病情好转；酒精性肝病及药物性肝病引起的肝硬化者，应中止饮酒及停用致病药物；血吸虫病患者在疾病的早期采取较为彻底的杀虫治疗，可使肝功能改善，脾脏缩小。

（2）一般药物治疗：慢性肝病，肝硬化治疗的基本原则是用药必须合理，切忌多用、滥用。肝硬化患者可根据病情的需要主要补充多种维生素，使用护肝药物，临床发现早期肝硬化患者，盲目过多地用药反而会增加肝脏对药物代谢的负荷，未知的或已知的药物副作用均可加重对机体的损害。

（3）改善肝功能和抗肝纤维化：肝功中的转氨酶及胆红素异常多揭示肝细胞损害，应按照肝炎的治疗原则给予治疗。

（4）积极防治并发症：肝硬化失代偿期并发症较多，可导致严重后果。因此，为了防止病情进一步加重，失代偿期除了保肝、恢复肝功能外，还要积极防治并发症。对于食管胃底静脉曲张、腹水、肝性脑病、并发感染等并发症，根据病人的具体情况，选择行之有效的方法。

（5）中医中药治疗：下文有专题介绍。

（6）肝移植手术：肝脏萎缩或肝功能失代偿期，肝移植手术治疗是一项有效的手段。

（7）干细胞疗法：是当前一项很有希望的治疗手段，已有一些医院正在摸索中，可关注相关信息。

（8）肝硬化并发症的治疗：包括腹水、停产静脉曲张出血、肝性脑病的治疗等。

183. 患乙肝、丙肝后的肝硬化为什么要行抗病毒治疗

患乙肝、丙肝后的肝硬化是一种病情非常复杂的严重疾病，各种治疗手段都难于阻止病情的进展。近几年来，临床专家们发现，乙肝病毒复制活跃的肝硬化进展更快，易于发生肝衰竭，病死率也较高，同时，乙肝病毒诱发的肝癌也多见，因此，提出了患乙肝后肝硬化要行抗病毒治疗的策略。实践证明，抗病毒治疗此类肝硬化确实可取得良好

效果，有的专家甚至说，抗乙肝病毒药物可能成为患乙肝后肝硬化的救命灵药。应力争及早用药。掌握好抗病毒药物的应用时机，不要等到肝硬化晚期才想起应用抗乙肝病毒药。其实，诊断为慢性乙肝后，检查发现并有病毒复制，就要立即应用抗病毒药，这样可以延缓或阻止肝硬化的发展。如果在慢性乙肝阶段由于各种原因未能应用抗病毒药物，病人出现了早期肝硬化的表现，应抓住"早期"的机会，及时应用抗病毒药。早期肝硬化是代偿性肝硬化，如能有效抑制乙肝病毒复制，就能阻止病情的进展，减少肝癌的发生。最近国外还有人认为肝硬化也有逆转的可能，而这个"可能"必须通过抗病毒药物来实现。有一份研究报告指出：应用抗病毒药物治疗而肝硬化进展者占8%，而不应用抗病毒治疗者则为17%。

184. 活动性肝硬化的治疗有哪些措施

活动性肝硬化应按慢性活动性肝炎的治疗方法进行治疗，增强营养，必要时卧床休息，给予各种维生素，积极保肝，并积极防治肝纤维化，使用复方丹参静脉滴注。

中医中药对肝硬化有良好的疗效。中医将肝硬化分为肝瘀热蕴型、脾虚气虚型、血瘀络阻型、肝肾阴虚型、气水搏滞型和阴虚水臌型等。治疗原则是：调理肝脾肾，活血软坚，清热利湿；补气养血导滞，助三焦气化，以及行水通络。可使用强肝软坚汤。以活血化瘀作为治疗的核心。

西药可使用γ-干扰素、免疫核糖核酸或秋水仙碱等药物，但疗效有限。

185. 静止性肝硬化的治疗措施有哪些

静止性肝硬化的治疗，除保肝疗法外，应以抗肝纤维化治疗为主。

中医的活血化瘀软坚疗法，能改善微循环并改善结缔组织代谢，以丹参为主的中药复方对于防治肝纤维化具有一定的效果，能使已硬化的肝脏逆转。

186. 失代偿性肝硬化相关并发症的治疗有哪些

失代偿性肝硬化多表现在并发症上，主要有门脉循环障碍时的门静脉高压症，可出现脾大、腹水和胃底、食道静脉破裂出血；肝脏功能差，尤其是凝血系统的障碍，可使出血更难控制；这些患者由于抵抗力低下，极易并发感染。对于失偿性肝硬化的治疗，可分别以各种并发症的治疗叙述于下。

187. 胃底、食道静脉破裂出血的治疗有哪些手段

门脉高压引发的上消化道出血，主要表现为食道静脉曲张破裂出血，也可因胃黏膜广泛坏死引发出血，这些出血的量都可很大，尤其是食道静脉破裂的出血为甚。治疗措施有：

（1）积极纠正血容量。按照消化道出血的治疗原则，应积极补充血容量，出多少血补多少血。可应用止血药，除给维生素C、K以外，可给予三七粉或云南白药服用；还

可给予止血芳酸、立止血等止血药物；在紧急情况下使用垂体后叶素、甲氰咪呱、注射硬化剂等。

（2）出血时可用冷盐水或冰水反复洗胃，并在胃管中给予去甲肾上腺素。还可用三腔二囊管压迫止血。必要时可行外科手术治疗，结扎相应的出血血管或行脾肾静脉吻合术，以分流高压力的门静脉血液。

（3）心得安、钙离子通道阻滞剂及中药口服可作为长期预防出血的措施。

188. 肝腹水的治疗手段有哪些

肝腹水是门静脉高压的产物，硬化的肝脏阻碍了大量的门静脉血液的通过，早期由脾脏接受这些血容量来代偿，进而血液的水分只能滤到腹腔内形成腹水。大量的腹水不仅抬高了膈肌，影响有效的呼吸，腹水内含有蛋白质，还带走了大量的蛋白质，使人体的状态每况愈下。门脉高压是肝硬化晚期的表现，治疗效果较差。但即便有大量的腹水，仍有治疗效果较好的病例，所以仍应积极治疗，不应放弃。治疗措施主要有：

（1）限制钠盐摄入量：每天限制食盐在5g以下。

（2）抽腹水做常规检查、检查血浆蛋白。隔日查血电解质。及时查尿素氮、肌酐，以了解肾脏功能。

（3）若血浆蛋白过低者，每周可输血浆6次，每次20mL，必要时可给人体白蛋白，以提高血浆胶性渗透压。

（4）利尿排水：是一条减少腹水的重要的途径。利尿剂的使用原则：一般首选安体舒通片。必要时可加服双氢克尿噻。所使用剂量及期限必须在医生指导下服用，不可自己购置任意服用，以免引起严重的副作用。强烈的利尿可引起低钾血症、低钠血症、低氯血症，甚至肝性昏迷或死亡，因而在使用利尿剂时，必须注意电解质平衡，观察尿素氮、肌酐的测定及精神症状。肝硬化的病人无论应用哪一种利尿剂，所用剂量可能高于治疗其他液体滞留性疾病，但病人对利尿剂的治疗反应各不相同，在使用前很难确定是否有效，有时小剂量即可取得明显利尿效果，且无副作用。因此，利尿应从小剂量开始，逐渐加大，找到控制腹水的适宜剂量。在更换其他利尿剂或增加剂量时，应进行电解质、肌酐及尿素氮的测定，以观察是否有并发症发生。

（5）中药利尿逐水：中药中有许多利尿逐水的药物，如泽泻、车前草、海金沙、金钱草、茯苓、甘遂、大戟、芫花、商陆、海藻、牵牛、葶苈、猪苓、木通、车前子等，可根据患者的寒热、虚实等具体情况辨证选药配方。解除和缓解腹水是中医中药的强项，应加以利用。

（6）静脉回输腹水：由于腹水中含有蛋白质和其他人体的营养物质，将腹水回收是一种好办法。具体方法有在腹腔与静脉间安装活塞式的导管，让腹水单向地流入静脉。此外还有行胸导管与锁骨下静脉吻合术，使大量的腹水经胸导管流回静脉，也是一种较好的办法。常做的手术有脾切除术及脾肾静脉吻合术或门腔静脉吻合术，以减轻门静脉的压力，但这仅是一种姑息性手术，而且术后容易引发肝性脑病。

（7）腹腔穿刺放液：当患者腹胀至不能耐受时，可行腹腔穿刺放出一定量的腹水，以缓解腹胀。但腹水内含有以白蛋白为主的小分子血浆蛋白，每百毫升血液内达3g，若放出2 000mL，即损失蛋白60g，相当于6瓶白蛋白。一次大量放掉腹水也可导致肝昏迷，所以放腹水不是根本的办法，以少放为好。

189. 肝性脑病有哪些治疗手段

肝性脑病是肝脏代谢功能紊乱、尤其是解毒功能减弱后，体内存留大量的毒物，形成了对大脑功能的严重损害。这些毒物中，以氨的作用最为主要。

对肝性脑病的治疗，除按第2章第3节的问题"105.重型肝炎的治疗有哪些手段"中肝性脑病的阻断方法外，鉴于肝硬化引起的肝性脑病有反复发作和主要以血氨升高为主的特点，故治疗的重点应为消除诱因：

（1）避免含氨、含氮物质及其他毒物的来源，如进食过量的蛋白质、消化道大出血（可致大量吸收血氨）、口服铵盐药物、尿素、蛋氨酸等。便秘也是不利的因素，使有毒物质排出减慢。纠正氮质血症。

（2）避免低钾性碱中毒，因为低钾性碱中毒时，氨基容易变成氨，加重氨中毒。这一现象常由于大量利尿或放腹水引起。

（3）避免加重对肝细胞的损害的一些措施，以免使肝功能进一步减退。这些措施如手术、麻醉、镇静剂、某些抗痨药物、感染和缺氧等。在慢性肝病时，约有半数病例可发现肝性脑病的诱因。

（4）禁用吗啡及其衍生物，禁用副醛、水合氯醛、杜冷丁及速效巴比妥类。肝硬化患者由于药物的半衰期延长，廓清率减少，大脑的敏感性增加，病人多数不能耐受麻醉、止痛、安眠、镇静等类药物。如不加选择地给予此类病人安眠药，可使病人迅速昏睡，甚至进入不可逆的昏迷。若病人确有烦躁不安或有抽搐，可行针刺、注射小剂量安定、山莨菪碱或苯巴比妥钠，用时减少剂量（至常用量的1/2或1/3）或减少给药次数。

（5）防治感染，避免因感染诱发或加重肝性脑病。

（6）防治上消化道出血：上消化道出血常常是发生脑病的诱因。

（7）在处理少尿或腹水时，要考虑保持大脑功能比减少腹水更重要。避免快速和大量地排钾利尿和放腹水，及时纠正水、电解质和酸碱平衡失调。

190. 中医对肝硬化的辨证施治方法有哪些

中医对肝硬化临床辨证施治，一般分为气血两虚，肝肾阴虚，脾肾阳虚，寒湿困脾，湿热蕴结，气滞血瘀，气滞湿阻等7种类型，不同类型，有不同的治疗方法。

（1）气血两虚

症状：头晕心悸，面色无华，神疲乏力，食欲不振，两胁隐痛，舌质淡苔薄白，脉象虚弱。治则：补益气血。

方药：补血益气复肝汤：太子参、黄芪、何首乌、云苓、炒白术、当归、阿胶、丹参、郁金、木香、连翘、桑椹。

（2）肝肾阴虚

症状：腹大胀满，甚则青筋暴露，形体消瘦，面色萎黄或面黑唇紫，口燥心烦，手足心热，尿少黄短，大便干燥，或见齿鼻衄血。舌质红绛、少津无苔，脉弦细数。治则：滋养肝肾，凉血化瘀。

方药：一贯煎合膈下逐瘀汤加减：熟地、沙参、枸杞子、麦冬、川楝子、当归、川芎、赤芍、元胡、桃仁、红花、鳖甲。

（3）脾肾阳虚

症状：腹部胀大，入暮益甚，控之不坚，兼有面色晦滞，畏寒肢冷，身体疲倦，尿少便溏或下肢水肿，舌质淡胖、苔薄白滑。脉沉细无力。治则：温补脾肾，化气行水。

方药：济生肾气丸加减：熟地、山萸、山药、丹皮、泽泻、茯苓、附子、肉桂、车前子、猪苓、黄芪。

（4）寒湿困脾

症状：腹大胀满，按之如囊裹水，胸脘胀闷，得热稍舒，精神困倦，怯寒懒动，小便少，大便溏，舌苔白腻，脉缓。治则：温中化湿。

方药：实脾饮加减：茯苓、白术、厚朴、大腹皮、木香、附子、干姜、青皮、枳壳。

（5）湿热蕴结

症状：腹大坚满，脘腹撑急胀痛，烦热口苦，渴而不欲饮，小便赤涩，大便秘结，舌尖边红苔黄腻，脉弦数。治则：清热利湿，攻下逐水。

方药：中满分消丸合茵陈蒿汤加减：黄芩、黄连、厚朴、枳壳、陈皮、半夏、猪苓、茯苓、泽泻、茵陈蒿、大黄、栀子。

（6）气滞血瘀

症状：腹大坚满，青筋暴露，胁下肿块刺痛，面色黧黑，皮肤可见丝纹状血痣，手掌赤痕，口干渴，但欲漱口而不欲咽下，大便色黑，唇色紫暗，舌质紫暗或有瘀斑，舌下静脉曲张，脉细涩。治则：活血化瘀，利水消胀。

方药：调营汤加减：当归、赤芍、川芎、元胡、莪术、三棱、大黄、瞿麦、茯苓、大腹皮、桑皮、枳壳、红花。

（7）气滞湿阻

症状：腹大胀满，按之不坚，腹部青筋暴露，两胁胀痛，食欲不振，食后作胀，肢体困倦，小便短少。舌苔白腻，脉弦滑。治则：疏肝理气，健脾除湿。

方药：柴胡舒肝散合胃苓汤加减。

191. 治疗肝硬化有效的中药验方有哪些

通过广大中医师的研究和临床实践，出现一批有效的验方。以下将介绍强肝软坚汤、复方861（又称复方丹参合剂）、桃仁提取物合人工虫草菌丝、扶正化瘀319方、大黄蟅虫丸等验方。

192. 治疗肝硬化的验方一：强肝软坚汤

强肝软坚汤（韩经寰等，1979）的作用为益气健脾利湿、养阴活血散结。由黄芪、白术、茯苓、生地、白芍、丹参、当归、郁金、丹皮、栀子、鳖甲、茵陈蒿等组成。采用四氯化碳腹腔注射制备的大鼠肝硬化模型，以自体肝活检的方法进行了3年的实验研究。经长时间治疗后，肝硬化固有的形态学特征已消失。而对照组动物在停止注射四氯化碳1年后虽有一定程度的恢复，但以后又有恶化倾向，直至两年半后仍呈现肝硬化的病理特征。

193. 治疗肝硬化的验方二：复方861

复方861（又称复方丹参合剂；王宝恩等）是由黄芪、丹参，鸡血藤等10味药物组成。临床治疗慢性乙型肝炎伴肝纤维化患者，坚持服药半年以上的49例患者治疗后症状改善率达67%，血清Ⅲ型前胶原肽及层粘连蛋白含量较治疗前显著下降；谷丙转氨酶活性的复常率达73%，有33%的患者门静脉管径缩小，脾肿大的回缩率为52%。用该方制成的冲剂治疗慢性乙型肝炎，每次1袋（含生药8g），一日3次，连用6个月。12例于治疗前后做二次肝活检，肝组织学炎症计分由治疗前的18.25±2.07降至治疗后8.5±2.7，纤维化计分由10.0±9.92下降至2.98±2.07；而对照组治疗前后无改变。治疗前肝组织炎症区域有较多a–SMA阳染的肌成纤维细胞，治疗后显著减少。

194. 治疗肝硬化的验方三：桃仁提取物合人工虫草菌丝

桃仁提取物合人工虫草菌丝（王玉润，刘平，刘成等）：于1985年临床应用该方法治疗21例血吸虫病肝纤维化患者，并以相同条件的21例患者进行双盲法对照。结果患者经6个月治疗后，肿大的肝脾体积及扩张的门静脉管径均显著缩小，血清白蛋白含量及白/球蛋白比值上升，肝大体外观纤维化程度显著减轻，有一例已接近正常，而对照组无显著改变。治疗组治疗后肝组织胶原酶活性、血清Ⅲ型前胶原肽含量及尿羟脯氨酸排泄量均显著上升。进一步用此方法治疗肝炎后肝硬化，可显著提高患者血清白蛋白含量，使扩张的门静脉管径及肿大的脾脏显著缩小。增高的血清单胺氧化酶活性、血清Ⅲ型前胶原肽及羟脯氨酸含量显著下降，尿羟脯氨酸排泄量增加。5例患者于治疗前后腹腔镜下肝大体及活检肝组织的对照观察，治疗后有3例肝脏硬度减轻，色泽转红，肝表面纤维组织减少。光镜下有4例纤维膈减少，扩张的肝窦转为正常，治疗前在肝细胞间隙内有较多的胶原纤维，而治疗后仅在毛细胆管中见到。治疗后在狄氏间隙见到含有较多的脂滴的肝星状细胞，而其周围未见到胶原纤维。

195. 治疗肝硬化的验方四：扶正化瘀319方

扶正化瘀319方（刘平，刘成等）的作用为益精养肝、活血化瘀。由虫草菌丝、松黄、丹参及桃仁等6味药物组成。临床应用该方（胶囊制剂，每粒0.3g，每日3次，每次5粒）治疗肝炎后肝硬化患者40例，以条件大体一致、接受一般常规治疗的40例患者作为对照，疗程为3个月。319方有良好的治疗效果：①提高患者血清白蛋白含量，降低血清g-球蛋白含量。②调整患者血浆氨基酸谱的异常；③显著降低患者增高的血清层粘连蛋白（LN）和血清透明质酸（HA）含量。④对患者免疫功能的异常状态具有良好的调整作用，提高周围血中淋巴因子CD^+_3、CD^+_4、CD^+_4/CD^+_8比值，自然杀伤细胞（NK）活性及补体C_3含量，降低血清免疫球蛋白G（IgG）及血清免疫球蛋白M（IgM）含量。调节内分泌激素的异常变化。该方能显著地改善慢性乙型肝炎患者的临床症状，有效地降低血清谷丙转氨酶（ALT）活性及总胆红质（TBIL）定量，显著提高血清白蛋白含量及白/球蛋白比值。患者治疗前的血清单胺氧化酶活性，金属蛋白酶组织抑制因子-1（TIMP）、Ⅲ型前胶原肽、Ⅳ型胶原、透明质酸及层粘连蛋白量均显著增高。治疗后观察组这些异常变化均显著下降。有12例接受319方治疗的患者于治疗前后进行了2次肝活检，与治疗前相比，12例中炎症活动指数治疗后有5例显著减轻，5例无明显改变，2例有所加重；纤维化分期有7例显著减轻（较治疗前降低3级的1例，2级4例，1级2例），4例无显著变化，仅1例加重。表明该方对慢性乙型肝炎、尤其在抗肝纤维化方面具有良好的治疗效果。

196. 治疗肝硬化的验方五：大黄蟅虫丸

大黄蟅虫丸是由熟大黄300g，土鳖虫（炒）30g，水蛭（制）60g，蛴螬（炒）45g等药组成，作用为活血化瘀，养阴润燥。适用于血瘀症明显的病人。每次4.5g，1日3次。可以显著降低慢性肝炎肝纤维化患者的血清透明质酸及层粘连蛋白含量，尤其在降低血清基质金属蛋白酶抑制物-1含量方面有显著的优势。

第9章　原发性肝癌

197. 什么是原发性肝癌

肝癌指的是原发于肝脏细胞的癌，所以名为原发性肝癌。此外还有从其他脏器转移来的癌，名为继发性肝癌，或转移性肝癌，后者不属于此范围。

原发性肝癌是我国常见恶性肿瘤之一，预后较差，在消化道恶性肿瘤死亡排位中仅次于胃、食道而居第三位，在部分地区的农村中则占第二位，仅次于胃癌。我国每年死于肝癌约有11万人，占全世界肝癌死亡人数的45%。但是，由于党和政府的重视，投入了巨大的人力与物力，我国对防治肝癌的研究成果也最卓著。由于依靠血清甲胎蛋白（AFP）检测结合超声显像对高危人群的监测，使肝癌在亚临床阶段即可做出诊断，早期切除的远期效果尤为显著。加之积极综合治疗，肝癌的5年生存率有了显著提高。

原发性肝癌是由肝细胞或肝内胆管上皮细胞发生的恶性肿瘤。与食管癌相似，肝癌的分布有明显的地区差异，这一点在国内外均如此。从世界范围看，欧美国家较少见，而在亚洲太平洋沿岸及非洲的东南部地区比较常见。我国是世界上肝癌高发国家之一，发病率在10/10万左右。分布的总趋势是南部高于北部，东部高于西部，具体地说，发病主要在长江三角洲、珠江三角洲、都江流域及东南沿海地区。肝癌同样多见于男性，患者中男女之比为3～4：1。肝癌的发病年龄一般在30～60岁之间。我国肝癌发病率高，与乙肝的流行明显相关。原发性肝癌约4/5为肝细胞肝癌，1/5为胆管细胞肝癌，两者混合的肝癌罕见。在我国，由于乙肝的发病率高，肝癌的发病率也高，但肝癌患者中，男性患者是女性的3～4倍，这可能与女性的雌激素水平的高有关。

198. 哪些因素能诱发肝癌

经过长期的研究，一些致癌物对诱发肝癌的作用都得以肯定。主要诱发因素有：

（1）黄曲霉素：黄曲霉素是黄曲霉菌分泌的毒素。黄曲霉菌是霉菌的一种，广泛存在于自然界，最容易污染粮食，可见于发霉粮食胚芽处的小黑点。黄曲霉毒素 B_1 是超剧毒物质，其致癌性比奶油黄大900倍，可诱发所有动物发生肝癌。黄曲霉素致癌的研究，无论是动物试验、还是在肝癌的高发区的流行病学调查，都已证明是肝癌的主要致病因素，改进保存粮食的方法，杜绝进食发霉的粮食，是预防肝癌的首要手段。其他如氯乙烯、二氧化钍、二乙基亚硝胺等均有一定的致癌性。

（2）水的污染：流行病学调查和实验室研究都已证实，饮用被兰藻污染的塘水，含有一种叫黄樟素的化学物质的塘水，可使肝癌的发病率上升，改用深井水则降低了发病率。

（3）病毒性肝炎：主要为乙型肝炎病毒和丙型肝炎病毒。流行病学调查发现肝癌高发区人群的乙肝表面抗原（HBsAg）阳性率高于低发区，而肝癌患者血清表面抗原及其他乙型病毒性肝炎标志的阳性率可达90％，显著高于健康人群，这从正反两方面提示乙型肝炎病毒与肝癌高发有关。我国肝癌高发的主要原因，是我国的乙型肝炎的发病率高。乙型肝炎、丙型肝炎和己型肝炎都能转变成肝癌已是肯定的事实。丙肝的致癌率可能比乙肝还要高，但丙肝的发病率远非乙肝那样高，实际影响比乙肝小，而己型肝炎则更少，所以影响最大的还是乙肝。

（4）肝硬化：原发性肝癌合并肝硬化者约占85％，病理检查发现肝癌合并肝硬化多为乙型病毒性肝炎后的大结节性肝硬化。近年来发现丙型病毒性肝炎发展成肝硬化的比例并不低于乙型病毒性肝炎。肝细胞恶变可能在肝细胞再生过程中发生，即经过肝细胞损害引起再生或不典型增生。在欧美国家，肝癌常发生在酒精性肝硬化的基础上。一般认为血吸虫病性肝纤维化、胆汁性和淤血性肝硬化与原发性肝癌发生的关系不明显。

（5）寄生虫：如血吸虫、中华肝吸虫等。但寄生虫病是可以治愈的疾病，只要及早治疗就能防止肝癌的发生。

（6）烟、酒：我国北方地区的饮酒是又一个危险因素，而吸烟则与表面抗原阴性的肝癌有关。北美约15％肝癌与饮酒有关，约12％与吸烟有关。日本的研究证实烟酒均为危险因素，且有协同作用。

（7）微量元素：低硒、钼、锰、锌，高铁、砷、镍等都可能与肝癌的发生有一定的关系。

（8）遗传学因素：国家人类基因组南方研究中心的科学家已经从人类的第16号和17号染色体上找到了肝癌相关基因位点，说明了肝癌的发病与遗传因素有关。

199. 原发性肝癌的转移途径有哪些

原发性肝癌由于病程较短，似乎很少发现转移的现象，实际情况并非如此。据一组145例的肝癌尸检报告，转移率占71.7％。主要通过血行和淋巴途径转移，种植性转移亦不少见。

（1）肝内转移：肝细胞癌多有血窦，肝内转移也最多。常易侵犯门静脉分支，形成癌栓，导致肝内播散；若血窦较少，纤维基质较多，则肝内转移较少。

（2）肝外转移：多见于晚期患者，以肺为最多，可占48.9％，主要在肝静脉内形成癌栓，癌栓可延伸至腔静脉，直达右心，脱落而成小动脉栓塞，再形成肺转移灶，其他部位还有肾上腺、骨、肾、脑等。

（3）淋巴途径：以淋巴结为最多见，占18.6％，多见于锁骨上淋巴结。晚期可广泛转移。

200. 原发性肝癌的病理分型

（1）原发性肝癌有哪些大体病理类型

原发性肝癌的大体病理类型可分为：

①巨块型：病灶以一个巨大的肿块为主的形态出现，此型约占51%；

②结节型：表现为多个较小的结节，此型约占47%；

③弥漫型：病变呈弥漫性分布，界限常不甚清，此型约占1%。

（2）原发性肝癌的病理组织学分型

从病理组织学的角度，原发性肝癌的类型可分为：

①肝细胞型：病变细胞都是由肝细胞演变而来的癌，此型可占60%；

②肝胆管细胞型：原发于胆管细胞，病变以癌变的胆管细胞为主，此型少见，预后较好；

③混合型：较少见。

（3）原发性肝癌的临床分型

从临床角度出发，可将原发性肝癌分为：

①单纯型：临床和检验都没有肝硬化的表现；

②硬化型：临床与检验都有的肝硬化表现；

③炎症型：此型患者病情发展快，常伴有癌性高热，病变多弥漫性，谷丙转氨酶升高明显。

201. 原发性肝癌的临床分期

原发性肝癌的临床分期很笼统，但较实用。

①Ⅰ期：没有明显的症状和体征；

②Ⅱ期：超过了Ⅰ期的标准，而没有Ⅲ期的症状；

③Ⅲ期：有明显的恶病质、黄疸、腹水或肝外转移。

202. 原发性肝癌的早期症状有哪些

可以明确地说，早期肝癌没有任何症状，如果说有，也只是癌前疾病的症状，如慢性肝炎或肝硬化的症状，多表现一些消化道的症状，如上腹不适、腹胀、稀便、食欲不振或胃纳差等。对于患有可能发展成肝癌的慢性肝病，不要希望通过了解肝癌的症状变化评计有否癌变，而要从定期的检查中发现问题。到了晚期，肝区疼痛、腹胀、消化道症状、上腹肿块、乏力、出血现象等症状都会相继出现。

203. 诊断肝癌一般可做哪些检查项目

要诊断是否患有肝癌，各个人的角度是不一致的，如肝癌高发区的人群要定期检查是否已患有肝癌，而非高发区的健康人、患有慢性肝炎或肝硬化的人以及曾经患肝癌已经治愈的人，也要检查是否患有肝癌或是否复发，但主要的检查项目不一样。应做的检查除了常规肝功能检查、病毒学检测等以外，还可做的检查项目有：肿瘤标志物检测、B超、CT、磁共振成像、肝血管造影、放射性核素显像、肝活组织检查或细胞学检查，必要时还可做正电子断层显像（PET）。将逐一介绍于下。

204. 肝癌的肿瘤标志物检测有哪些

有关诊断肝癌的肿瘤标志物项目最多，可列出数十项，所以有更宽的筛选余地。甲胎蛋白（AFP）是首选的标志物，阳性率与肝癌的大小有一定的相关性，原发性肝细胞癌时 AFP 阳性率为 70% ~ 90%。但近年来多报道，仍有 25% ~ 35% 的肝癌患者血清 AFP 呈阴性或低度阳性。其诊断标准为：AFP 定量 >400μg / L，持续 1 个月者；AFP 由低浓度逐渐升高不降者；AFP>200μg / L，持续 2 个月以上并排除假阳性者。若 AFP 与 AFP 异质体（Fuc AFP）、再与 B 超结合检查，可在症状出现前 6 ~ 12 个月做出诊断，使小肝癌诊断率提高到 97.5%。

甲胎蛋白及甲胎蛋白异质体也是反映病情变化和治疗效果的敏感指标，有助于检出亚临床期复发与转移，但甲胎蛋白异质体在多数医院都还没有开展。

糖类抗原 19-9（CA19-9）的阳性率为 64.6%。γ-谷氨酰转移酶（γ-GT）、信息核糖核酸（mRNA）、谷胱甘肽 S-转移酶（GSTs）、M_2 型丙酮酸激酶（M_2-PyK，常较正常值升高 5 倍）、脱-γ-羟基凝血酶原（DCP）、同工铁蛋白（AIF）、α-抗胰蛋白酶（AAT）、促红细胞生成素（EPO）和醛缩酶同工酶 A（ALD-A）等都有较好的诊断价值，其中以 γ-谷氨酰转移酶的敏感性和特异性最佳，对于小肝癌及甲胎蛋白阴性肝癌的诊断有重要意义。在早期肝癌的许多标志物升高都不显著时，5′-核苷酸酶（5′-NT）的活性便有所升高，这表明在诊断肝癌的标志物中，5′-核苷酸酶是一个灵敏指标，并与其他相关生化指标 γ-谷氨酰转移酶、碱性磷酸酶和天冬氨酸转氨酶呈平行升高的关系。岩藻糖苷酶（AFU）阳性率为 81.2%，AFP 阴性肝癌和小肝癌的阳性率分别为 76.1% 和 70.8%，在继发性肝癌、良性肝占位病变均阴性。血清 AFU 活性动态曲线对判断肝癌治疗效果、估计预后和预报复发，都有着极其重要的意义，甚至优于 AFP。酸性铁蛋白有助于早期诊断；部分患者癌胚抗原（CEA）、糖类抗原 19-9（CA19-9）呈阳性表现，血管内皮生长因子（VEGF）、和白介素-8 等也可用作为预后的标志物。糖类抗原 50（CA50）在 80% AFP 阴性的肝癌中呈阳性结果，作为手术治疗彻底与否的指标也有较大的正确性。肝细胞生长因子（HGF）及肝细胞生长因子受体（HGFR）的测定，有助于对慢性乙肝和肝硬化患者继发肝癌的监控。在胰腺癌患者，P53 基因的突变率达 73%，也可用于检测。

信息核糖核酸在肝癌的诊断中作用日见显现，甲胎蛋白信息核糖核酸（AFP mRNA）及癌胚抗原信息核糖核酸（CEA mRNA）可及早发现肝癌的远处转移。在小于 3cm 的肝癌中，基因 MXR7 的信息核糖核酸（MXR7 mRNA）的表达（77%）显著高于甲胎蛋白信息核糖核酸（AFP mRNA）的表达（41%），以及血清 AFP 的升高（43%）。

提示MXR7 mRNA可望用作肝癌早期诊断的敏感指标。

76%的肝转移性癌患者铁蛋白含量高于400μg/L，检测铁蛋白对肝脏转移性肿瘤有鉴别诊断价值。骨桥蛋白（OPN）、细胞角蛋白19片段C（CK19-C）以及热休克蛋白27（HSP27）可以作为肝癌转移复发的预测指标。

205. 肝癌的B超检查

为了诊断肝癌，在几项影像学检查中，首选的是B超，因为B超是无损伤检查，B超显示实质软组织脏器病变的灵敏度高，对人体组织影响小，而且费用低廉，因而被广泛应用于临床。随着小肝癌病灶的逐渐增大，超声显像显示内部回声由低回声向高回声、混合回声变化。直径小于2cm的肿瘤常见低回声结节型；2～3cm者显示低回声与周围回声频率相同；3～5cm者多为周围低回声；而5cm以上者多为高回声或混合回声。随肿瘤增大除上述多型性和多变性特点外，肝细胞癌尚具以下特征：

（1）声晕：可见清晰的肿瘤包膜，结节中心呈比较均匀的高回声而邻近包膜部位为一低回声暗环，称之为"声晕"，系纤维包膜或解释为肿瘤周围血管所致，不仅对诊断有助，还可帮助肝癌病灶的定位。

（2）结节中的结节：在高回声型肿瘤区内具有不同回声的结节，提示肝细胞癌中生长的新瘤灶。

（3）显示门脉主干及其分支内有否癌栓形成，并了解肿块与大血管的解剖关系。

（4）有否癌肿播散及腹腔内淋巴结转移。

（5）能基本排除血管瘤、肝囊肿等先天性疾病，所以基本上能确定是否为肝癌。但病灶直径在0.5cm以下时常难辨别。超声导引下穿刺活检和瘤内局部注射已广泛用于小肝癌的诊断和治疗。

这些特点对术前确定治疗方案、估计切除可能性、选择肝动脉栓塞适应证和术后监测复发均有重要价值。采用高分辨率的术中超声显像可精确定位以提高手术切除率。

近年来，彩色多普勒血流成像已广泛用于临床，除显示占位病变外尚可显示测量进出肿瘤的血流，以鉴别占位病灶的血供情况，推测肿瘤性质。

206. 肝癌的CT检查

在各种影像学检查中，CT最能反映肝脏的病理形态表现，如病灶大小、形态、部位、数目及有无病灶内出血坏死等。从病灶边缘情况可了解其浸润性，从门脉血管的癌栓和受侵犯情况可了解其侵犯性，CT被认为是补充超声显像、估计病变范围的首选非侵入性诊断方法。

（1）肝癌的CT表现：普通扫描时病灶一般为低密度，低于周围肝实质的密度，部分病灶周围有一层更低密度的环影（晕圈征）。结节型边缘较清楚，巨块型和混合型边缘多模糊和部分清楚。

当静脉注射碘造影剂后，病灶和肝组织密度得到不同程度的提高，谓之增强。

包括：

①动态增强扫描：采用团注法动态扫描或螺旋CT快速扫描，还可从给药后的不同时间段得到同一的结果，有利于诊断。

早期（肝动脉期）：病灶呈高密度增强，高于周围正常肝组织时间10~30秒，随后病灶密度迅速下降，接近正常肝组织为等密度，此期易被遗漏；动态扫描早期增强图易于发现肿块直径小于1cm或1~2cm的卫星灶，亦有利于小病灶的发现。

病灶密度继续下降，肝组织呈低密度灶，此期可持续数分钟。

②非动态扫描：普通扫描每次至少15秒以上，故病灶所处肝脏层面可能落在上述动态扫描的任何一期而呈不同密度，绝大部分病灶落在低密度期，因此，病灶较平扫时明显降低。

（2）门脉系统及其他系统受侵犯的表现：原发性肝癌门静脉系统癌栓形成率高，增强能显示强化的血液与未强化的癌栓之间的明显差异，表现条状充盈缺损致门脉主干或分支血管不规则或不显影。少数病人有下腔静脉癌栓形成。当肝门受到侵犯时，可造成肝内胆管扩张。偶见腹膜后淋巴结肿大，腹水等。肺部转移在胸部CT检查时呈现异常，比X线胸片敏感。

近年来新的CT机器不断更新，CT检查技术的不断改进，尤其是血管造影与CT结合的技术，如肝动脉内插管直接注射造影剂做CT增强的CTA（CT-Angiography）、肠系膜上动脉或脾动脉注射造影剂到门静脉行CT断层扫描（CTAP），以及血管造影时肝动脉内注入碘化油后间隔2~3周行CT平扫的Lp-CT（Lipiodol-ct）等方法，对小肝癌、特别是1cm以下的微小肝癌的检出率优于CT动态扫描。但上述多种方法中仍以CT平扫加增强列为常规，仅对可疑病灶或微小肝癌选用CTA和CTAP为确诊的最有效方法。

CT检查属于X线检查范畴，属于有损伤性检查，能基本分辨0.5cm的病灶，而且定位很明确，一般肝癌的诊断都能确定。

207. 肝癌的磁共振成像（MRI）检查

如果增强CT仍不能满足诊断要求，还可以做磁共振检查，磁共振属于无损伤操作，分辨力更强，而且因为其不同的加权像和多切面显像，本身就能鉴别癌症与非癌症。

磁共振是一种非损伤性检查手段。磁共振的特点是具有T1和T2两种加权成像的性能，对于这个的专业知识，你不妨这样理解：同一块组织在T1和T2的成像中的显示是不一样的，这样，单凭T1和T2的不同图像表现，就可用来做鉴别诊断。比如原发性肝癌MRI的特性表现：如肿瘤的脂肪变性，（由于T1弛豫时间短）T1加权图产生等信号或高信号，T2加权图示不均匀的高信号强度，病灶边缘不清楚。而肝癌伴纤维化者，（由于T1弛豫时间长）产生低信号强度。又如肿瘤包膜存在，T1加权图表现为肿瘤周围呈低信号强度环，T2加权图显示包膜不满意。当肿瘤侵犯血管，MRI优点是不用注射造影剂即可显示门静脉肝静脉分支、血管的受压推移；有癌栓时，T1加权图为中等信号强度，T2加权图呈高信号强度。若有子结节，在T2加权图为较正常肝实质高的信号强度。就凭这些差别，医生可以很准确地诊断肝癌。

208. 肝癌的肝血管造影检查

非损伤性方法如超声、磁共振已能发现很多小肝癌。但血管造影在肝癌的诊断中仍占有一定地位，对直径2cm以下的小肝癌，造影术往往能更精确、迅速地做出诊断。目前国内外仍沿用经股动脉插管法行肝血管造影，以扭曲形导管可以超选择地沿着动脉走向前进，将导管插入肝总动脉或肝固有动脉即可达到目的。如怀疑血管变异，可增加选择性肠系膜上动脉造影。如目的在于栓塞治疗，导管应尽可能深入超选择，达到接近肿瘤的供血动脉，减少对非肿瘤区血供影响。

肝癌的血管造影表现有：肿瘤血管和肿瘤染色，是小肝癌的特征性表现，显影剂进入动脉后叫动脉期，动脉期显示肿瘤血管增生紊乱，毛细血管期显示肿瘤染色，小肝癌有时仅呈现肿瘤染色而无血管增生。治疗后肿瘤血管减少或消失和肿瘤染色变化是判断治疗反应的重要指标；较大肿瘤可显示以下恶性特征，如动脉位置拉直、扭曲和移位。肿瘤湖是动脉期造影剂积聚在肿瘤内排空延迟并成堆的表现；肿瘤包绕动脉征是肿瘤生长浸润、使被包绕的动脉受压不规则或僵直的表现；动静脉瘘即动脉期显示门静脉影。当显影剂经动脉达到静脉注射时，开始了静脉期，静脉期见到门静脉内有与其平行走向的条索状"绒纹征"，提示门静脉已受肿瘤侵犯，若有动静脉瘘同时存在时，此征可见于动脉期。

血管造影对肝癌检测的力度，取决于病灶新生血管的多少，多血管型肝癌即使2cm以下或更小亦易显示。

近年来发展了数字减影血管造影技术（DSA），即利用电子计算机把图像的视频信号转换成数字信号，再将相减后的数据信号放大转移成视频信号，重建模拟图像输出，显示背景清晰、对比度增强的造影图像。

肝血管造影检查意义不仅在诊断、鉴别诊断，在术前或治疗前要用于估计病变范围，特别是了解肝内播散的子结节情况，血管解剖变异和重要血管的解剖关系，以及门静脉的癌症浸润，都可提供正确、客观的信息。对评估手术切除可能性和彻底性以及决定合理的治疗方案有重要价值。血管造影检查不列入常规检查项目，仅在上述非创伤性检查不能满意时方考虑应用。此外血管造影不仅起诊断作用，有些不宜手术的患者可在造影时立即进行化疗栓塞或导入抗癌药物或其他生物免疫制剂等，所以也是治疗手段。

209. 肝癌的放射性核素显像检查

肝胆放射性核素显像是采用γ照像，或单光子发射计算机断层仪（SPECT）的一套设备。近年来为提高显像效果致力于寻找特异性高、亲和力强的放射性药物，如放射性核素标记的、特异性强的抗肝癌的单克隆抗体，或相关的肿瘤标志物的放射性标记物。放射免疫现象诊断已始用于临床，可有效地增加放射活性的癌/肝比；$^{99m}Tc-PMT$（$^{99m}Tc-$

吡哆醛五甲基色氨酸）为一种理想的肝胆显像剂，在肝胆中通过时间短，肝癌、肝腺瘤内因与显影剂有一定亲和力，而没有胆管系统提供胆汁排泄，故可在肝癌、肝腺瘤内浓聚停留较长时间，在延迟显像（2~5小时）时，肝癌和肝腺瘤组织中的 ^{99m}Tc-PMT 仍滞留，而周围肝实质细胞中已排空，使癌或腺瘤内的放射性远高于正常肝组织而出现"热区"。故临床应用于肝癌的定性定位诊断；如用于甲胎蛋白（AFP）阴性肝癌的定性诊断、鉴别原发性和继发性肝癌、肝外转移灶的诊断和肝腺瘤的诊断。由于肝细胞癌阳性率仅60%左右，且受仪器分辨率影响，2cm以内的病变尚难显示，故临床应用尚不够理想。

210. 肝癌的肝组织活检或细胞学检查

组织活检与细胞学检查的区别，在于前者是将标本在玻璃片上涂制，而后者是制成切片，都要在显微镜下阅读。检查可以看到每个细胞的形态，而组织学检查则更可看到细胞间的相互结构，在诊断时具有更大的意义，但都要通过肝穿刺获得标本。肝穿刺有未命中目标的可能性，近年来实施超声或CT导引下的活检，或细针穿刺组织学或细胞学检查，是获得2cm直径以下小肝癌确诊的有效方法。经皮细针穿刺细胞学检查可有效确定肝脏肿瘤的性质，且对早期原发性肝癌诊断准确性高。

肝穿刺有一定的危险性，即便是"1秒钟"的操作也存在危险性，但近年来危险性已很小。最常见的并发症为出血，检查前应首先确保病人的凝血功能正常。其他并发症包括穿刺针眼的癌细胞播散、损伤小动脉引起大出血都较少见，近边缘的肝癌易引起肝癌破裂。并发症的发生与穿刺者的经验、技巧和穿刺针的粗细等因素有关。

211. 肝癌的正电子断层显像（PET）检查

PET 是 Positron Emission Tomography 的缩写，是利用特异性的药物来反映疾病的分子生化改变的一种诊断手段。把需要研究的分子标记上特定的核素注入体内，再使用特殊的探测成像设备，就可以在体外无创伤、定量、动态地观察这些物质进入人体后的生理、生化变化，从分子水平洞察代谢物或药物在正常人或病人体内的活动。因此，PET技术又名PET/CT，也被称为"活体生化成像"。PET虽然也是利用原子核技术，有一定的放射性，却是非常安全的，一次全身PET检查的照射剂量远小于一个部位的常规CT检查。

PET的主要优势在于：PET药物是人体内源性代谢物或类似物，可以用碳（C），氮（N）和氧（O）等人体组成元素作核素标记，符合生理，能更准确地反映生物体（包括人体）的生化改变，并能够对生化过程进行准确的定量分析。在科学研究上，利用PET技术，人类从分子水平对生命现象的认识，和对疾病的认识都可以很直观地显示出来，能够在体外无创伤地"看到"。这对于研究生命现象的本质和各种疾病发生、发展的机制非常有用，将是21世纪人类研究生命现象的最先进的手段之一。21世纪的生命科学将更加精彩。21世纪PET技术的发展将给无数患者带来新的希望。

　　近年来，PET 以飞快的速度崛起，成为医学上重要的诊断显像模式，主要被用来确定癌症的发生与严重性，可以早期发现肿瘤的原发、转移和复发病灶，鉴别肿瘤和瘢痕坏死组织。在肿瘤分期、恶性程度分级和疗效判断等方面，PET 都有显著的优势。PET 对肺癌、乳腺癌、头颈部肿瘤、结肠癌、卵巢癌、淋巴瘤和黑色素瘤等的诊断准确性都在 90% 以上。

　　对于肝癌的诊断，PET 的作用不如上述癌种。但用处仍不小，PET 应用一种名叫 18F-FDG 的物质作为介质，PET FDG 显像可以帮助评价肝细胞癌的分化程度，鉴别良、恶性肿块性质。对原发性肝癌诊断的特异性较高。对于转移性肝癌的诊断，敏感性为 97%、特异性为 88%、准确性为 92%；而 CT 分别为 93%、75%、85%。PET 可以显示病灶在治疗后的代谢改变，从而可以作为各种治疗包括化疗、放疗、介入疗法以及生物治疗疗效评价的一种手段。

212. 什么是肝癌的腹腔镜检查

　　腹腔镜是一种带有微型摄像头的器械，腹腔镜手术就是利用腹腔镜及其相关器械进行的手术：使用冷光源提供照明，将腹腔镜镜头（直径为 3~10mm）插入腹腔内，运用数字摄像技术使腹腔镜镜头拍摄到的图像，通过光导纤维传导至后级信号处理系统，并且实时显示在专用监视器上。然后医生通过监视器屏幕上所显示患者器官不同角度的图像，对病人的病情进行分析判断，并且运用特殊的腹腔镜器械进行手术。

　　一组 69 例的肝癌患者，经腹腔镜检查，59 例（85.5%）获得直接或间接的肝脏表面征象，镜下直视活组织检查获得 56 例（81.2%）阳性，43 例（62.3%）获得肝硬化的病理改变，而影像学检查仅 11 例（15.9%）发现肝硬化。

　　在腹腔镜下，还可以对肝癌进行手术治疗或冷冻治疗。

213. 怎样发现早期肝癌

　　肝癌可分为原发性肝癌与继发性肝癌，原发性肝癌的诊断方法与继发性肝癌患者的诊断方法基本相似，一般对于肝癌患者，早发现、早诊断、早治疗是最有效的方法。肝癌的早期诊断、早期治疗是治愈和延长寿命的重要手段。但由于肝脏隐匿在上腹深部，外有肋骨为其屏障，故早期不易发现；此外，肝癌早期常无明显症状，这也给肝癌的早期发现带来一定的困难，而一旦肝癌的症状出现，常常已属晚期，这时治疗效果欠佳，所以，对于肝癌的早期诊断，在无症状的人群中发现早期病例，对控制肝癌的病死率有现实的意义。

　　肝癌早期诊断的主要途径是进行肝癌的普查。过去，早期肝癌仅偶尔在上腹手术时意外发现，自 20 世纪 70 年代以来，我国提倡肝癌普查后，发现了很多早期肝癌患者。有资料报道，在肝癌普查发现的病例中属于亚临床肝癌（指无症状和体征的肝癌）者占 83.6%；属"小肝癌"（最大直径小于 5cm 的肝癌）者占 53%；单个癌结者占 58%；癌周包膜完整的占 58.6%；无门静脉或肝静脉癌栓的占 97.7%。而由临床诊断的病例则分别仅为0%、13.1%、23%、38.4%及42.7%。两者差异十分显著，充分说明了肝癌普查的确可早期发现肝癌病例。

临床研究发现，直径小于5cm的小肝癌，根治性手术切除后的5年生存率达72.9%，小于2cm的肝癌手术切除后的5年生存率达86.4%，功劳在于普查。

但是普查是一项有组织的集体行动，消耗的人力和财力都是十分可观的，在中国这样的人口大国，不是容易的事，多仅在高发区进行。有的患者是在定期体检中发现的，日常生活中，不少的人在得了某种疾病求治时，顺便做一下B超检查，发现了肝癌，得以及时治疗，这样的情况并不少见。在目前这种定期体检还欠广泛的情况下，有病的时候多做一项检查也是值得重视的办法。

214. 怎样诊断原发性肝癌

原发性肝癌是我国常见的恶性肿瘤之一，早期多无明显的症状，普查时可发现血清中甲胎蛋白增高。但平常可按以下的路子发现和诊断肝癌。

（1）根据症状：绝大多数病人在早期无自觉症状，或仅有食欲不振，上腹部轻度胀满、隐痛，易疲劳。中期可有肝区隐痛或持续性钝痛、胀痛或刺痛，腹胀、全身乏力、食欲减退、消化不良、腹泻、消瘦；或有轻度发烧，多在午后出现。到了晚期，以上症状可加剧，并可伴有恶心、呕吐，有的可呕出暗红色血液，或大量鲜血，右上腹持续性胀痛和刺痛甚至疼痛难忍。或伴有明显腹胀，难以平卧。所以当出现某一症状时，应提高警惕，抓住发现这一症状的时机，及时做检查。

（2）认识体征：体征是疾病的客观表现。早期肝癌一般无阳性体征，发展到中期可见面色污秽、消瘦，右上腹可触及质地较硬的巨块形肿物，可有轻微压痛或叩击痛。晚期病人明显消瘦，并可伴有贫血，皮肤、巩膜黄染，或有蜘蛛痣和肝掌，右上腹可触及质硬如石巨大肿块，压痛明显。腹部膨隆，腹壁静脉怒张，腹水征阳性，可触及肿大的脾脏，双下肢可有水肿，最后可出现恶病质。所以一旦出现体征，切不可放任。体征应该是医生的所见，只要去求治，医生自然会发现。

（3）检查：诊断肝癌可以做以下初步的检查：①甲胎蛋白的测定；②肝功能检查；③B超检查；④CT检查。

215. 原发性肝癌的治疗原则是什么

肝癌的治疗以综合治疗为主，综合治疗的原则为：

Ⅰ期：尽可能手术切除，因故不能切除的，可做局部非切除手术疗法（如射频消融、放疗等），术后酌情加辅助化疗及中药治疗。

Ⅱ期：手术（切除或非切除）和（或）放疗、介入治疗等综合治疗。或经介入治疗病灶缩小后，选择病例行二期手术切除。

Ⅲ期：以生物、靶向药物或中药治疗为主。

216. 原发性肝癌的手术治疗

手术切除为肝癌的主要治疗手段，早期肝癌手术切除的效果为：术后1年生存率为80%～92%，3年生存率为61%～82%，5年生存率为41%～75%。生存的患者中，10多年、30多年的都有。但约为90%的患者因肿块过大而不能切除的，对于这些患者可先行介入治疗，再加局部动脉栓塞，以缩小肿块后再行二期手术治疗，这样的患者5年生存率可达30%～50%。因严重的肝硬化而不能切除的小肝癌，如肿块在2～5cm，或多个肿瘤体积之和直径小于3cm，可选择肝切除术加肝移植，术后5年生存率可达78%～80%，而非切除的姑息治疗者，5年生存率不到10%。

对于能获得手术机会的患者，大部分都是靠普查发现的，还有的则因患其他疾病检查时意外发现。肝硬化是肝癌的原因，肝癌常在肝硬化的基础上发展而来，所以肝癌虽小，却因为严重的肝硬化，而不能手术，或手术后在原来硬化的结节中，本已存在的肝癌结节又长大了。所以，术后的密切观察十分重要。

217. 原发性肝癌的腹腔镜治疗

原发性肝癌的腹腔镜治疗是一项新课题。目前对于应用腹腔镜肝切除术治疗原发性肝癌的适应证有比较一致的看法：

①根据肝脏的分段，在Ⅱ、Ⅲ、Ⅳa、Ⅴ、Ⅵ段浅表的肝脏占位性病变，尤其是位于左肝外叶、右肝前段的边缘型肝脏病变，是最佳适应证；

②肿瘤大小不宜超过7～10cm，肿瘤过大则难以操作，且肝切面过大容易造成难以控制的出血；

③无肝内转移及其他远隔器官转移；

④无门静脉癌栓；

⑤无上腹部手术史；

⑥心、肺、肾等重要脏器功能正常。

肝功能的储备状况是病例选择的一个重要因素，要求肝功能在Child分级中为A级或B级。

除了手术切除，还可通过腹腔镜对病灶行冷冻治疗。

218. 原发性肝癌的介入治疗

介入疗法是化疗的一种，是运用影像学技术进行化疗的一种新疗法，至今已有40多年的历史。这一疗法的操作，简要地说有以下步骤：在腹股沟部行局部皮肤麻醉，切破皮肤呈点状小口，经此点状小口穿入动脉穿刺针进股动脉，再经动脉穿刺针穿入一根很细的特制硅胶管，退出动脉穿刺针，在X线影屏下，由于硅胶管不能透过X线，操作医生可以清楚地看见硅胶管的前进位置，还可以引导硅胶管的前端在前进中转向，这样，硅胶管便被引导到肿瘤所在脏器的、离肿瘤最近的供血动脉。抵达预定地点以后，经硅胶管注入造影剂，显示肝脏肿瘤及其周围扩张的血管。在明确肿瘤的情况后，经导管注入一种或几种化疗药物，然后拔出硅胶管，局部消毒敷盖，沙袋压迫止血，操作即告结束。对于肿瘤细胞来说，化疗药物浓度越高，则被杀死的越多，不难想象介入治疗时，肿瘤局部的化疗药物浓度该有多么高！所以这正是介入疗法的最大优点。此外，除了注射上述化疗药物，还可注射混有抗癌药物的碘油剂，可以清楚看见堵塞在肿瘤周围的血管里的情况，这些堵塞叫作人工栓塞，会慢慢地向肿瘤渗透抗癌药物，形成持续性的局部化疗，同时也起到栓塞肿瘤周围的血管，停止肿瘤的营养，起到迫使癌细胞萎缩、死亡等作用。或应用其他栓塞剂，以达到相似的目的。

介入疗法为那些长在难以切除的部位的肿瘤，提供了可能治愈的机会；对于一些由于瘤灶过大而不宜手术者，可经介入疗法治疗得以缩小，然后再做手术；对于切除原发灶后发现转移灶而无法切除者，介入疗法也有帮助。

从理论上说，凡是有动脉到达的身体部位，都能做介入治疗，达不到离瘤灶太近的供血动脉，也可达到离动脉稍远的供血动脉，只是范围大一些罢了。但是，实际上也有一些限制，有由于病期晚而不能做的，如合并有腹水的肝癌；有由于疾病的性质而不宜做的，如弥漫性肝癌。介入疗法可根据病情需要重复操作，但考虑动脉的损伤，不可能无数次地穿刺。

综上所述，介入治疗是一种局部高药物浓度的化疗、还有全身化疗效应的一种治疗手段，介入治疗给药以前必须做肝内的血管造影检查，此时可能发现原来尚未发现的小病灶，从而改变分期的例子并不罕见。介入治疗可以对肝内、外播散的癌细胞进行一次打击和扫荡，对减少复发很是有利。从这个角度看，肝癌在手术前做介入治疗，只有好处。对于巨块的肝癌，介入治疗既可化疗，又可栓塞，并可在栓塞的超液化碘油中加入化疗药物，进行较持久的连续化疗。

219. 原发性肝癌的放射治疗

放疗是放射线治疗的简称。肝癌常用的放射治疗源是60钴。由于正常肝组织对放射线敏感，反应剧烈，不能像对其他部位那样对肝癌进行照射治疗，而是采用"移动条"的办法，以减轻副作用。具体的操作是：把肝脏的面积划分成2.5cm宽的若干小条，以铅板阻挡法，每天照射规定的小条，第1天照射第1条，第2天照射第1~2条，第3天照射1~3条，第4天照射第1~4条，此时，第1条已连续照射4天，已达到照射量。第5天照射第2~5条，第6天照射第3~6条，直至每一条都照射4天为止。这样患者的正常肝细胞一般都能耐受。

自从加速器进入医院，由于加速器不宜做移动条操作，多采用分块法治疗的办法，具体操作为：把肝脏分为1、2、3、4等4个照野，每天照两个照野，轮流进行。

放疗的目的是在人体接受最低量的射线的基础上，让肿瘤得到最大限度的杀伤，所以应该争取一切办法让肿瘤缩小到最小时，接受放疗才是最佳时机。如果肝癌患者能做介入治疗，就应该先做介入治疗，直至最后才选择放疗。

一种叫三维适形放疗（3-DCRT）的新技术，已经问世并用于巨块型原发性肝癌的治疗。那么，什么叫作三维适形放疗呢？

目前国内外广泛使用的常规放射治疗技术，是使用单一或多个形状规则（如矩形）的照射野从一个或多个方向照射，在病人体内形成一个三维立体形状规则的高剂量区，但包含在三维空间的病灶形状，实际则是不规则的病变。这必然会较多地包及肿瘤周围的正常组织及器官，若为了避免造成这些正常组织的过度损伤，照射剂量的提高势必受到限制，因而使得肿瘤得不到足够的照射而造成局部复发或远处转移。这是肿瘤放射治疗效果长期不能进一步提高的、在放射物理和放疗技术方面的原因。自20世纪80年代以来，随着科学技术的进步，在国外开展了一项能使高剂量分布的三维立体方向与病变部位的形状完全一致的全新放疗技术，称为三维适形放射治疗，即三维适形和调强照射：可在体内形成与肿瘤立体形状完全一致的高剂量靶区，把对周围组织的损伤减少到最小。由于它产生的高剂量分布区与靶区的三维形状的合适度较常规放疗大有提高，能最大限度地减少周围正常组织和器官处于照射野的范围，就能在最大限度地降低周围正常组织照射剂量的同时，大幅度地提高肿瘤照射剂量，从而能大大提高放射治疗的肿瘤局控率及治愈率，降低一些放疗后遗症，进而提高生存期和改善生活质量的目的。三维适形放射的使用范围很广，目前主要适用的肿瘤有：鼻咽癌、前列腺癌、原发性肺癌、肝脏肿瘤、头颈部其他恶性肿瘤等。

从以上治疗过程就不难看出，三维适形放疗明显优于一般的放疗。

除了上述的治疗手段以外，伽马刀、X线刀等也可据情选择使用。

220. 原发性肝癌的化学药物治疗

关于肝癌的化疗，部分已在介入治疗中介绍过了，此处介绍的是全身化疗。

因为在癌症的化疗中，以肝癌的治疗难度最大，所以新药的临床试用都喜欢从肝癌开始，一旦肝癌有效，其他的肿瘤就有望有效，但不幸的是几乎所有药物的有效率都只在10%左右，包括最近问世的新药卡培他滨、吉西他滨和伊立替康等，此其一。其二是关于剂量问题：在化疗的实践过程中，曾出现过几次大剂量的尝试，如大剂量的甲氨蝶呤加亚叶酸钙解毒治疗，肝癌肿块也曾缩小得较快，但后果并不理想，临床医生都有过自己的实践和记忆。日本的学者多主张口服5-氟尿嘧啶（5-FU）或它的同类药物，如喃氟啶、优福啶等，而且多主张小剂量，长疗程。临床体会此法不无道理，这可能与肝癌患者多合并有肝硬化，肝硬化时肝功能受损是必然的，而临床所做的肝功能检查，多仅限于球蛋白类的检查，而肝脏的功能很广泛，所检查的离真正的肝功能还有一定的距离，没有反应出肝功能的实际情况，所以治疗中关注保护肝脏功能很重要，持续服用常规剂量的5-氟尿嘧啶类药物，结合中药值得重视。

肝癌的单药治疗效果差，联合化疗被推荐用于一般情况良好，肝功能处于代偿期的患者。传统方案多以蒽环类、氟尿嘧啶和（或）顺铂为基础，客观疗效较单药有明显提高，一般为15%~35%，中位生存期（MST）≥6个月；缺点是毒副反应较大。新一代方案多含奥沙利铂、吉西他滨或卡培他滨，疗效与传统方案相似或略高，患者耐受性良好。

关于苦参素治疗肝癌：在病毒性肝炎的治疗中，已介绍过苦参素。近年来有用苦参素治疗肝癌的临床实践，临床效果不甚显著，但仍有用于诸如肝动脉插管、伽马刀结合苦参素治疗等实践，报道有一定的效果。

华蟾素对肝癌的疗效：华蟾素为中药蟾蜍提取物，主要成分为吲哚类总生物碱，据一组25例的试用报告，完全缓解0例（0%），部分缓解6例（24%），稳定12例（48%），进展7例（18%），总有效率24%。有一定的止痛作用，目前有与其他抗癌药物合用的。

221. 原发性肝癌的分子靶向治疗药物有哪些

原发性肝癌的肿瘤细胞对化疗和放疗的敏感度较低，大多数肝癌有多药耐药基因（MDR-1）的上调，且晚期肝癌患者常伴肝硬化，不健全的肝功能局限了化疗药物的应用，因此，分子靶向治疗显得有更大的意义。

被誉为21世纪抗癌新曙光的分子靶向治疗，是现代肿瘤治疗领域的突破性和革命性的发展，代表了肿瘤生物治疗目前的最新的发展方向。分子靶向治疗是指利用肿瘤细胞特异性的靶点，应用针对该靶点的药物进行治疗的一种新的手段，相对于手术、放疗、化疗三大传统治疗手段更具有治本功效。分子靶向治疗具有较好的分子选择性，能高效并选择性地杀伤肿瘤细胞，减少对正常组织的损伤，而这正是传统化疗药物治疗难以实现的临床目标。严格地说，肿瘤分子靶向治疗是属于生物治疗和基因治疗的范畴内，现从药物的角度提出来，以便对这些药物有初步的了解。肿瘤的分子靶向治疗不同于传统的化疗和放疗缺乏特异性，在取得疗效的同时，也常给患者带来一定的毒副作用，由于不作用于正常细胞，可避免对正常细胞的伤害，是一种高效低副作用的治疗模式。近年来，分子靶向治疗已得到迅猛发展，新的药物不断出现，是一种很有希望的肿瘤治疗手段。缺点是暂时这些药物的价格都较昂贵。此类药物名称较多而难记，尽可能地把一种药物的几种名字都注在后面，便于认知。

索拉非尼（BAY43-9006，sorafenib）是首个主要针对Raf激酶的口服多靶点药物，具有较为广谱的抗肿瘤作用。不但可阻断Raf/MEK/ERK通路介导的信号传导，还能够抑制多种受体酪氨酸激酶，临床前试验结果显示，索拉非尼可阻断肝癌细胞内的Raf/MEK/ERK通路，抑制肝癌细胞的新生血管生成并诱导细胞凋亡。

贝伐单抗（Bevacizumab，Avastin，阿瓦斯汀）为新型的抗血管内皮生长因子受体的人源化单克隆抗体，是一种重组人源化单克隆抗体，通过与循环中血管内皮生长因子的竞争性结合，阻止血管内皮生长因子与相应受体结合，进而阻止肿瘤新生血管的发生。另外，贝伐单抗可使肿瘤及其周围组织的血管分布正常化，因此，可通过降低肿瘤组织间质压力而有利于化疗药物的传递。有报道用贝伐单抗10mg/kg，q14d，联合厄洛替尼150mg，qd，在27例可评价的患者中，1例CR，5例PR，RR为22%，9例患者SD

超过16周，初步结果显示出良好疗效。

埃罗替尼（erlotinib，厄洛替尼，Tarceva，特罗凯）是特异性的上皮生长因子受体酪氨酸激酶三磷酸腺苷竞争性抑制剂，多项临床试验结果提示，其对多种实体肿瘤（如非小细胞肺癌、头颈部肿瘤或乳腺癌）具一定疗效。对肝癌的疗效尚在试验观察中。

从目前已完成并公布的针对晚期原发性肝细胞癌分子靶向治疗的一系列临床试验结果提示，多种分子靶向治疗药物单药（如索拉非尼）或与化疗药物的联合方案（如GE-MOX-B方案）对晚期肝癌可能具一定疗效。

222. 原发性肝癌的局部消融治疗

局部消融治疗是借助医学影像技术的引导，在肿瘤靶向定位下，局部采用物理或化学的方法直接杀灭肿瘤组织为一类治疗手段，局部消融治疗是一类治疗方法的总称。主要包括射频消融（RFA）、微波消融（MWA）、冷冻治疗（Cryoablation）、高功率超声聚焦消融（HIFU）以及无水乙醇注射治疗（PEI）；局部消融治疗具有微创、安全、简便和易于多次施行的特点。

影像引导技术包括超声、CT和MRI，而治疗途径有经皮、经腹腔镜手术和经开腹手术3种。可根据病情的实际情况选择哪种治疗方法。

223. 原发性肝癌局部消融治疗的适应证和禁忌证

局部消融治疗作为一类治疗方法，有它的适应证和禁忌证。

（1）适应证：通常适用于单发肿瘤，最大径≤5cm；或肿瘤数目≤3个，且最大直径≤3cm。没有大血管、胆管和邻近器官侵犯以及远处转移。肝功能分级为Child-PughA或B级，或经内科护肝治疗后达到该标准。有时，对于不能手术切除的直径＞5cm的单发肿瘤，或最大直径＞3cm的多发肿瘤，局部消融可以作为姑息性综合治疗的一部分，但需严格掌握。

（2）禁忌证

①肿瘤巨大或弥漫性肝癌；

②合并门脉主干至二级分支癌栓或肝静脉癌栓、邻近器官侵犯或远处转移；

③位于肝脏脏面，其中1/3以上外裸的肿瘤；

④肝功能分级为Child-Pugh C级，经护肝治疗无法改善者；

⑤治疗前1个月内有食管胃底静脉曲张破裂出血；

⑥不可纠正的凝血功能障碍和明显的血象异常，具有明显出血倾向者；

⑦顽固性大量腹水，恶病质；

⑧合并活动性感染，尤其是胆管系统炎症等；

⑨肝肾、心肺和脑等重要脏器功能衰竭；

⑩意识障碍或不能配合治疗的患者。

此外，位于第一肝门区的肿瘤应为相对禁忌证；肿瘤紧贴胆囊、胃肠、膈肌或突出于肝包膜为经皮穿刺路径的相对禁忌证；伴有肝外转移的肝内病灶不应视为绝对禁忌，有时仍可考虑采用局部消融治疗控制局部病灶发展。

224. 原发性肝癌的射频消融治疗

射频消融（radio frequency ablation，RFA）：是肝癌微创治疗的代表性治疗方式，也是应用最广泛的热消融手段。其优点是操作方便，可以避免开腹手术，住院时间短，疗效确切，花费相对较低。对于小肝癌患者，RFA的远期疗效与肝移植和肝切除相似，且优于单纯的经皮穿刺肝动脉栓塞治疗（TAE）/肝动脉化疗栓塞（TACE）治疗。与无水乙醇注射相比，射频消融对3~5cm的肿瘤具有根治率高、所需治疗次数少和远期生存率高的显著优势。射频消融治疗的精髓是对肿瘤整体进行精准灭活，并能尽量减少正常肝组织损伤，其前提是对肿瘤浸润范围和卫星灶的确认。因此，十分强调治疗前精确的影像学检查，超声是引导射频治疗的首选方法。近年来，超声造影技术发挥了重要作用，有助于确认肿瘤的实际大小和形态，界定肿瘤浸润范围，检出微小肝癌、卫星灶，为制定消融方案、灭活肿瘤提供了可靠的参考依据。

但是，射频消融治疗中晚期原发性肝癌主要有三大难题：大的肿瘤不易整体灭活；邻近心膈面、胃肠、胆囊和肝门等外周区域的肿瘤安全范围不足，易发生并发症；侵犯邻近大血管，或一些供血特别丰富的肿瘤在损伤时热量损失太大，即所谓"热沉效应"，易造成肿瘤残留和复发。对于>5cm肿瘤，射频消融治疗难以获得根治性疗效，而且容易遗漏小卫星灶，而造成复发率高；射频消融治疗还难以控制转移、穿刺导致周围脏器损伤及诱发肝癌破裂等问题，也不适用于位于影像盲区的肝癌，所以适用的范围受到限制。

225. 原发性肝癌的热消融治疗

早在100多年前，人们就已发现高温能使肿瘤退缩。现在知道，热作用于癌细胞可致其死亡。在42℃以上，随着温度的升高和时间的延长，癌细胞的死亡率可呈指数升高。某些化疗药物在热的作用下，增加了抗肿瘤的效果；热对癌细胞除了消融作用外，对放疗也有明显的增效和互补作用。

热消融治疗也叫热疗，其优点不少：

①肿瘤周围的正常细胞不受损害；

②不像化、放疗会因含氧量低导致疗效下降，癌细胞不因乏氧而敏感性受到影响；

③没有明显的副作用。

但热疗也有其不足：

①穿透力度差：当前一般采用超声、微波、射频和红外体表照射这4种方法产热，在实际应用时，无论哪种热源产生的热，都会受到一定的限制，如常用的915 MHz微波，其有效穿透深度只有5cm，不利于深部肿瘤的应用。

②血液循环影响热的蓄积：当为某局部组织加热时，一方面肿瘤所在部位不断地收

到来自热源的热，另一方面，局部组织的血液不断地将热带走，因此，热疗疗效也受到癌组织及其所在部位血运状态的影响。不难想象，当加热开始后，局部血管不断扩张，血流加速，带走的热也就多，但持续下去则会达到入与出的平衡，从而保持一定的相对恒温。有些肿瘤组织的血流量仅为正常组织的2%～15%，而肿瘤组织的含水量又明显高于正常组织，这使热量容易蓄积而达到相对理想的温度。

③深部肿瘤的测温问题还没有解决：目前能做的测温只是相对的结果。

④热疗有可能引起癌细胞的播散：所以只用于化疗和放疗的辅助疗法。

热消融治疗是一种大有希望的疗法，是因为已找到了应用热治疗内脏肿瘤的途径，即将液体灌注入腹腔，再用热疗使腹腔内的大量液体升高到治疗所需的温度。由于水的含热量大，可以使腹腔脏器不易因血运带走热量引起温度的波动，从而保持较恒定治疗温度，达到治疗腹腔内肿瘤的目的。若能将化疗药物加入上述液体中，则可增加腹腔表面对化疗药物的吸收，以有利于腹腔内肿瘤的局部治疗。这一疗法最有利于腹膜上的转移癌，和腹腔最低位的卵巢癌的治疗。对胸腔内灌注抗癌溶液并加放疗也能收到良好的效果。此法可用于贴近肝表面的肝癌。

近年来，肿瘤热消融治疗已从局部治疗发展为全身治疗，在解决了热环境下人体出现的一系列生理和病理生理反应后，已开始应用于临床，一种全身热疗新设备——国产ET-SPACETM-I红外体表照射全身热疗系统已经问世。全身热疗的适应范围至少有：

①肿瘤初治后复发；

②对化疗耐药或多药耐药；

③确诊的恶性肿瘤已广泛转移，或潜在的广泛转移；

④放疗和化疗的辅助性治疗；

⑤肿瘤手术后的补充性治疗；

⑥晚期恶性肿瘤的姑息性治疗。

全身热疗是一种有效和安全的全身性肿瘤辅助治疗手段；全身热疗与化疗和（或）放疗联合应用治疗恶性肿瘤有着广阔的前景。有报道利用全身热疗结合介入和三维适形放疗（3-DCRT）研究对原发性肝癌进行综合治疗的疗效。方法是对原发性肝癌患者进行经导管肝动脉化疗栓塞并行介入治疗，3天后进行全身热疗，2～3周后进行3-DCRT治疗，计划常规分割照射总剂量为48～55Gy。治疗计划中≥90%的等剂量曲线包绕计划靶区。结果22例原发性肝癌患者治疗后，部分缓解者20例；一年生存率为82%，中位生存时间为9个月。结论认为：介入、热疗结合3-DCRT技术的放疗，治疗肝细胞癌安全可靠，有利于提高疗效。

226. 原发性肝癌的无水乙醇注射治疗

无水乙醇注射（Percutaneous ethanol injection, PEI）：适用于直径≤3cm以内的小肝癌及复发小肝癌的治疗。对＞3cm以上不适合手术的肝癌或复发灶，也可起到姑息治疗的作用。临床上，有的癌灶贴近肝门、胆囊及胃肠道组织，热消融治疗（RFA和

MWA）可能容易造成损伤，此时可以考虑采用无水乙醇注射或无水乙醇与热消融并用，以防止并发症发生。

射频消融包括微波消融（MWA）都是通过热效应使得局部肿瘤组织细胞坏死。微波消融导入的能量可能较大，消融的范围相对更大，不过两者之间无论是在局部疗效和并发症，还是生存率方面都无显著差异。无水酒精注射消融治疗后应定期观察病灶坏死的情况，如有病灶残留，应积极治疗，提高消融治疗的疗效。

227. 关于原发性肝癌消融治疗的技术问题

消融治疗的方法很多，患者和家属自然要了解这些方法的一些技术问题，以便选择时做到心里有底。消融治疗的基本技术要求有：

（1）特别强调操作的医师必须经过严格培训和细致负责的态度。治疗前，应该全面而充分地评估患者的全身状况、病情、影像学检查情况，根据肿瘤的大小、浸润范围、位置等，根据肿瘤生物学行为，预测可行性及效果，确定治疗及联合治疗措施和步骤，并制订完整的治疗方案和策略，保证足够的安全范围，尽可能获得一次性、完全的消融治疗。

（2）强调选择适合的影像学技术引导下进行操作，并监控治疗过程，以保证治疗的安全性、准确性和有效性。

（3）肿瘤距肝门部、胆总管、左右肝管的距离应至少为5mm。不推荐对<5mm的病灶单纯经皮穿刺肝动脉栓塞治疗、肝动脉化疗栓塞或施行消融治疗。对于多个病灶或更大的肿瘤，根据患者肝功能状况，采取治疗前肝动脉化疗栓塞加射频联合治疗，疗效可明显优于单纯的射频治疗。

（4）消融范围应力求包括5mm的癌旁组织，以获得"安全边缘"彻底杀灭肿瘤。对于边界不清晰、形状不规则的浸润型癌或转移癌灶，在邻近肝组织及结构条件许可的情况下，建议适当扩大消融范围。对于血供丰富的肿瘤，可以考虑先凝固阻断主要滋养血供再消融肿瘤，以提高灭活效果。

（5）评估局部疗效的规范方法是在消融后1个月左右或治疗后1个月，复查肝脏三期CT/MRI扫描，或者超声造影，以评价消融疗效。疗效可分为：

①完全消融：经肝脏三期CT/MRI扫描，肿瘤所在区域为低密度，或者超声造影随访表现为高回声，动脉期未见强化；

②不完全消融：经肝脏三期CT/MRI扫描或者超声造影随访，肿瘤病灶内局部动脉期有强化，提示有肿瘤残留。对治疗后有肿瘤残留者，可以进行再次消融治疗；若2次消融后仍有肿瘤残留，视为消融治疗失败，应放弃消融疗法，改用其他疗法。

（6）要有适当的综合治疗方案和科学合理的随访计划。治疗后应定期随访复查，以及时发现可能的局部复发病灶和肝内新病灶，利用经皮消融微创安全和简便易于反复施行的优点，有效地控制肿瘤进展。

228. 怎样对≤5cm原发性肝癌选择消融治疗与外科手术治疗

对于≤5cm的肝癌是首选外科手术还是经皮消融治疗，目前临床上存在着争议。数项临床前瞻性随机对照和回顾性比较研究的结果显示，局部消融治疗（主要是射频消融与微波消融）可以获得与手术切除治疗小肝癌相近的远期生存疗效；但是两者相比，外科手术切除的优势是积累的经验丰富、普及率高和复发率低，可切除同一解剖区域内多病灶、微小灶及癌栓；而经皮局部消融具有并发症发生率低、恢复快和住院时间短的特点。两项随机对照研究已显示消融治疗与手术切除者的生存率并无明显差别，但在无瘤生存期和复发率方面，手术具有一定的优势。

在临床实践中，应该根据患者的体质、肝功能、肿瘤的大小、数目、位置，治疗单位的技术力量以及患者的意愿等，全面考虑后选择合适的初始治疗手段。一般认为，如果患者能够耐受解剖性肝切除，应首选外科切除，可以同时清除相应肝段或肝叶的微小转移灶，有效地防止术后复发。因此，外科治疗仍是≤5cm的肝癌治疗首选，对于同时满足局部手术治疗和消融治疗指征的≤5cm肝癌，在有条件时还是进行手术治疗，而局部消融可作为手术切除之外的另一种治疗选择。对于2~3个癌灶位于不同区域、肝功能差不能进行切除手术者，包括肝功能（Child-Pugh）B级或经保肝治疗后可达B级者，可以考虑局部消融治疗。对于肝脏深部或中央型≤3cm的肝癌，局部消融可以达到手术切除疗效，获得微创下根治性消融，可以优先选择；对于3~5cm的肝癌，通过选择适宜的仪器针具、掌握合理的消融技术和积累一定的治疗经验等，可以提高治疗效果。但是，局部消融后多数患者还需要采用综合性辅助治疗。

总之，目前还缺乏局部消融治疗与肝移植、解剖性肝切除术相比较的研究数据。对于体积较大的肝癌（>5cm），是否可以多位点或分次消融，或开腹或腹腔镜下消融，也缺乏充分的循证医学证据可供参考。

微波消融是我国目前常用的热消融方法，在局部疗效、并发症发生率以及远期生存方面与射频消融相比都无显著差异。现在的微波消融技术也能一次性灭活肿瘤。血供丰富的肿瘤，可先凝固阻断肿瘤主要滋养血管，再灭活肿瘤，可以提高疗效。建立温度监控系统可以调控有效热场范围，保证凝固效果。

229. 原发性肝癌的超声聚焦消融治疗

超声聚焦消融治疗原发性肝癌，是由我国首创的一项无创性肿瘤治疗新技术。对肝癌治疗已取得显著的疗效。利用我国自行研制的海扶超声聚焦刀，联合微创性的血管介入，取得了很好的治疗效果。而由于超声消融独特的无创伤、无辐射、增强免疫等优点，使病人的痛苦降到最低，疗效达到最高。适应范围为：

（1）超声消融治疗小肝癌：小肝癌是指肿瘤的最大直径<5cm的癌，大多为早期肝癌。超声消融体外治疗具有无创、不开刀、不流血、痛苦小的特点。

（2）超声消融治疗大肝癌：大肝癌是指肿瘤的最大直径>5cm，大部分为中晚期的肝癌，即不能手术，或接受其他治疗方式有困难，或者治疗效果又不好者。大肝癌经超声消融为主的综合治疗（最大径为16cm的巨大肝癌）后其生存时间明显延长，生存的概率也得到大大地提高。经超声消融联合介入治疗的中晚期肝癌与传统的单纯介入治疗相比，疗效提高了5~6倍。

（3）超声消融治疗肿块靠近重要脏器的肝癌：当肿瘤靠近或已经长到身体的其他重要脏器，如大血管、膈肌、心脏、肺等部位的时候，常规手术或其他治疗就比较困难、治疗风险大或完全不能治疗。但是由于海扶®超声聚焦刀是无创性的利用超声消融进行治疗，故治疗这些部位的肿瘤显得更有优势，如超声消融治疗大血管旁的肝癌，不会对大血管产生损伤而做到完全地治疗肝癌。临床上，超声消融可以很安全地完整治疗靠近大血管、膈肌、心脏、肺、胃、胰腺旁以及肝门处的肝癌，而手术、射频等其他方法难以完成治疗。

（4）超声消融治疗单纯介入治疗不彻底的肝癌：肝脏由于有肝动脉和门静脉两套血管供应，多数肝癌都有肝动脉和门静脉双重血供，单纯血管介入是利用碘油栓塞肝动脉而使肿瘤缺乏营养而死亡，而双重营养供血，使得单纯血管介入治疗的肝癌容易残留，很快出现复发和转移。利用超声消融可以完整杀死介入后的残留癌灶，提高治疗效果，而不增加病人的痛苦。

（5）超声消融治疗射频治疗不彻底的肝癌：射频治疗主要应对肿瘤直径<5cm、肿瘤呈类球形、血供不丰富的肝癌，否则肿瘤容易残留。超声消融治疗肝癌则不受以上限制，可以完全杀死射频后的残留癌灶，提高治疗效果。

（6）超声消融治疗手术后复发和肝内转移的肝癌：肝癌手术创伤大，术后容易出现肝内复发和转移，加上手术出血，许多病人本身肝脏功能差，手术治疗风险大，超声消融可以无创性地（不开刀）治疗肝内复发和转移的癌灶，明显延长病人的生存时间，减少复发和转移机会，而且能很好地保留正常的肝脏组织，而对肝脏功能影响较小，大大降低了治疗风险。此外，创伤小、痛苦小，治疗结束麻醉清醒后就可进食和下床活动。

（7）超声消融治疗并有门静脉癌栓的肝癌：肝癌伴门静脉癌栓后，成为世界的难题，传统的治疗主要采用外科手术取出血管内的肿瘤，但手术时肿瘤很容易沿血流扩散、肿瘤易残留、手术创伤大、易出血、风险高、效果差等缺点，但超声消融联合超声消融和B超介入穿刺门静脉或其肿瘤内注射药物治疗门静脉癌栓的患者，部分患者取得了较好的效果，治疗后不仅肿瘤被杀死，而且门静脉完全或部分再通，具有更高生活质量以及生存时间明显延长。

230. 什么是原发性肝癌的氩氦刀冷冻治疗

癌细胞在深低温下冷冻，经融解后生命仍可存在，若再次冷冻而再融解，还有部分细胞能存活，但经过3次冷冻和融解，全部癌细胞即可死亡。冷冻早已用于癌症的治疗。过去多将−198℃液态氮用于冷冻，现在则多用氩氦刀，可达到冷冻后迅速升温融解，如此反复进行。

氩氦刀冷冻治疗已用于肝癌的治疗，以下介绍一组运用氩氦刀治疗的对照研究资料。文中提到的经导管动脉化疗栓塞术（TACE）治疗，是我们在介入治疗中曾经介绍过的。

一组96例的中、晚期肝癌分为三组观察，第一组用氩氦刀冷冻消融联合经导管动脉化疗栓塞术（TACE）治疗37例，第二组单纯用氩氦刀冷冻消融治疗32例，第三组单纯用栓塞术治疗27例。氩氦刀冷冻消融采用了经B超或CT引导下的经皮穿刺肝肿瘤，共计对97个肿瘤使用203次氩氦刀二次循环冷冻。结果：氩氦刀组有94.2%（65／69）的患者精神状态得到改善，腹部症状减轻，恢复快；氩氦刀联合栓塞术组超低温冷冻的近期疗效及12、24个月的生存率明显好于其余两组，中位生存期延长。结论认为：氩氦刀联合栓塞术是有效的治疗肝癌的手段之一。

231. 原发性肝癌的生物调节剂治疗

生物调节剂治疗指的就是过去说的免疫治疗，这对更多的读者来说可能更为熟悉。所谓免疫，简单地可以理解为人体对疾病的抵抗力，这种抵抗力是通过"识别"和"消灭"两个方面实现的。所谓"识别"，就是当作为病原体的异物（如细菌、病毒以及癌细胞等）进入人体时，人体内的白细胞等在吞噬它的同时，将它的抗原性记录下来，如果下次再来，那便认识它了；"消灭"则是通过上述的吞噬细胞、抗体和许多细胞因子来实现的。通过识别和消灭达到体内的平衡，或者说平衡是免疫的第三个功能。以上这几句话，实在是太简单了，而整个过程却是极为复杂。

近年来，肿瘤免疫治疗有了很大的进步，目前临床免疫疗法主要有以下几方面：

（1）非特异性免疫增强剂和免疫调控因子，可以纠正机体的免疫抑制状态；这包括两类：一类是生物反应调节剂：如银耳多糖、香菇多糖、猪苓多糖、薄芝和云芝糖肽K、短棒菌苗、卡介苗、溶链菌制剂、济南佳代胞、多聚金葡素和多抗甲素等。另一类是细胞因子：常用的如 α-干扰素、γ-干扰素、重组干扰素、转移因子、白细胞介素-2、胸腺素、胸腺肽、α-肿瘤坏死因子和粒细胞—巨噬细胞集落刺激因子等。

（2）过继性输入免疫效应细胞，或过继性回输肿瘤浸润细胞，或淋巴因子活化的杀伤细胞，可以直接杀伤肿瘤细胞，并可利用机体部分完善的免疫识别系统，诱导机体特异性抗肿瘤免疫效应；但以上各种在整体上都存在某些缺陷，还不能根本改变肿瘤的预后。

（3）近年出现的以树突状细胞为基础的肿瘤疫苗和免疫措施，相当大地改变了人们对肿瘤免疫治疗的认识和态度。

（4）单克隆抗体介导的免疫毒素，和嵌合受体介导的T细胞靶向治疗，以及佐剂介导的免疫疗法也取得了可喜的疗效。

研究发现，肿瘤有强大的逃避免疫监视和免疫杀灭的能力，所以，凡是能够打破肿瘤免疫逃避、使机体再度产生有效的免疫反应的方法，都应是免疫治疗。随着科学的发展，科学家已经找到了新的免疫方法，而选用单独的细胞因子治疗的时代已经成为历史。这些方法有：

（1）被动免疫治疗：利用高度特异性的单克隆抗体为载体，将细胞毒性的杀伤分子带到肿瘤病灶处，可特异性地杀伤肿瘤细胞。目前根据所用的杀伤分子的性质不同，肿瘤的导向治疗可分为：

①放射免疫治疗：将高能放射性核素与单克隆抗体连接，可将放射性核素带至瘤灶杀死肿瘤细胞。

②抗体导向化学疗法：抗肿瘤药物与单抗通过化学交联组成的免疫偶联物，可以将药物导向肿瘤部位，杀伤肿瘤细胞，常用的有氨甲蝶呤（MTX）、阿霉素等。

③免疫毒素疗法：将毒素与单克隆抗体相连，制备的免疫毒素对肿瘤细胞有特异性的强杀伤活性。常用的毒素有两类：一类是植物毒素，包括蓖麻籽毒素、相思子毒素、苦瓜毒素等。另一类是细胞毒素，包括白喉毒素、绿脓杆菌外毒素。经过临床应用，单克隆抗体导向疗法取得了一定的治疗效果，但其存在的某些问题限制其临床应用和疗效提高。

（2）过继性免疫治疗：指通过输入体外制备的能够识别和杀伤肿瘤细胞的免疫细胞，起到重建免疫系统和治疗肿瘤的目的。用白介素-2激活患者体内的单核细胞，而成为具有吞噬癌细胞能力的 LAK 细胞，再输回患者体内的疗法就是其中之一。这些疗法都可用于肝癌的治疗。

（3）主动免疫治疗：指采用免疫治疗的手段激发机体自身的免疫系统产生抗肿瘤反应，以达到治疗肿瘤的目的。分为特异性和非特异性两类：

①非特异性的主动免疫治疗：包括生物反应调节剂细胞因子，都是上面介绍过的，同样也可选用于肝癌的治疗。

②特异性的主动免疫治疗：是指应用肿瘤细胞、肿瘤细胞裂解物、肿瘤细胞的 DNA、RNA 以及肿瘤细胞来源的蛋白、多肽等携带肿瘤信息的疫苗，激发机体针对肿瘤的特异性免疫反应。但传统的疗法效果较差，目前，以树突状细胞和热休克蛋白为基础的免疫治疗显示出较好的应用前景。

关于树突状细胞在免疫治疗中的应用，已引起广泛的注意，其基本功能特征在于强大的抗原递呈能力、强大的活化初始 T 淋巴细胞和记忆淋巴细胞的能力，以及对其他多种免疫细胞的调控能力，所以在肿瘤的治疗中发挥越来越大的作用。目前用于治疗的树突状细胞主要来源于体外培养或直接分离。用于实体瘤治疗的是自体造血干细胞诱导的树突状细胞，瘤体内注射结合病灶区射频热疗，已在恶性黑色素瘤和转移性肾癌患者中取得了较为满意的效果。

CIK-Pack 生物疗法：CIK（Cytokine-imduced killer）细胞是人体一种免疫细胞，具有极强的杀瘤细胞的作用。CIK-Pack 生物疗法以 CIK 细胞为基础，加入树突状细胞，后者能为 CIK 细胞指出肿瘤细胞所在的位置。其在体内杀死癌细胞的能力已胜过 LAK 细胞数十倍。此疗法已用于肝癌的治疗。

热休克蛋白是另一个受到重视的课题。热休克蛋白的主要功能是作为伴侣分子调节蛋白的正确折叠和转运，此外，还可以发挥细胞因子样作用，促进单核细胞和树突状细胞分泌细胞因子和趋化因子等免疫调控分子。其最基本的特征是当受到热或其他应激刺激后，表达水平迅速升高，并保护细胞免于应激诱发的凋亡，可以结合肿瘤内源性抗原多肽，还可作为免疫佐剂，起到传递免疫信息的信使作用，因此用于制备肿瘤疫苗。纯化的肿瘤源热休克蛋白在肺癌、恶性黑色素瘤、淋巴瘤、纤维肉瘤、前列腺癌、乳腺癌和胃肠道肿瘤的治疗中，都取得了一定的疗效，被认为是一种极有希望的免疫疗法。

3年前有报道：我国留美学者崔征博士用输入人体白细胞治疗晚期癌症获得可喜的效果，这一成果被列为2006年世界医学十大新闻之一而广受重视，只是对供血者有一定的要求，这项试验目前正在进行中，但愿国内能早日启动这一项临床试验。

近年来，关于运用生物调节剂作肝动脉灌注治疗肝癌的研究很多，该研究选择不能手术的原发性肝癌患者，在采用肝动脉栓塞进行治疗的同时，向肝动脉注入干扰素、白细胞介素Ⅱ、高聚金葡素、华蟾素等药物，能明显减轻化疗药物的毒副作用，提高机体的免疫能力，患者的依从性好，与单纯肝动脉栓塞治疗相比，都显示明显增强的疗效。

232. 原发性肝癌的中药治疗有哪些方法

在中药治疗肿瘤中，治疗肝癌可能是研究得最多的，效果较为肯定，但肝癌的进展较快，应请有经验的肿瘤专业中医师治疗，不能抱着试试看的心态，一试再试，此外，还应与其他治疗相伴而行。治疗肝癌的中药方剂很多，有一本书叫《肿瘤良方1500首》，其中收集的肝癌治疗方就有150个，还有其他很多的处方，以下选几则处方提供参考：

①健脾活血汤

功能主治：健脾理气，破血抗癌。主治原发性肝癌。

处方组成：黄芪15g，党参15g，白术9g，云苓9g，柴胡9g，穿山甲9g，桃仁9g，丹参9g，苏木9g，蚤休3g，牡蛎30g，鼠妇12g，水煎服。

辨证加减：气滞血瘀型加土鳖虫12g，莪术15g，三七9g，香附9g；肝郁脾虚型加郁金12g，淮山药30g，陈皮9g，麦芽15g；肝胆湿热型加茵陈蒿30g，败酱草30g、蒲公英30g，黄芩12g，木通9g；阴虚内热型加丹皮12g，地骨皮15g，麦冬12g，鳖甲15g。

②肝益煎汤

功能主治：清热祛瘀，软坚化痰。主治原发性肝癌。

处方组成：夏枯草15g，海藻15g，海带15g，铁树叶15g，白花蛇舌草30g，漏芦12g，赤芍9g，桃仁9g，八月札15g，郁金12g，川楝子9g，生香附9g，木香9g，白芍9g，党参15g，白术12g，薏苡仁30g，茵陈蒿15g，车前子15g，丹参15g，当归12g，炙山甲12g，炙鳖甲12g，甘草6g，三棱12g，莪术12g，留行子9g，水煎服。

③柴胡蚤休汤

功能主治：疏肝理气，活血化瘀，清热解毒。主治原发性肝癌气滞血瘀型。

处方组成：炒柴胡10g，茯苓10g，赤芍10g，白芍10g，茜草10g，当归10g，郁金

10g，制香附10g，甘草10g，蚤休15g，黄芩15g，莪术15g，全瓜蒌20g，生鳖甲20g，虎杖20g，水煎服。

辨证加减：湿热加茵陈蒿15~30g，车前草15~30g，半枝莲15~30g；虚弱无力，语声低微，口干加孩儿参15g，鲜石斛15g，麦冬15g，玄参10g。

④理气消症汤

功能主治：理气化瘀，清热解毒。主治原发性肝癌。

处方组成：八月扎15g，金铃子9g，丹参12g，漏芦15g，白花蛇舌草30g，红藤15g，生牡蛎30g，半枝莲30g，水煎服。

辨证加减：肝气郁滞，证见肝区胀或隐痛，胸闷腹胀，食欲不振、口苦，舌苔薄黄，脉弦细，加柴胡15g，当归12g，白芍9g，制香附9g，郁金9g，枳实6g，山楂12g，鸡内金6g；气血瘀滞，证见右胁胀痛较甚，纳少乏力，形体消瘦，面色黧黑，舌质黯红或有瘀斑，脉弦细者，加柴胡15g，当归12g，赤芍9g，莪术9g，三棱9g，桃仁6g，土鳖虫10g，延胡10g，干蟾皮10g，郁金9g，石见穿10g，鳖甲15g，大黄6g；脾虚湿阻，证见胸闷腹胀，肝区隐痛，纳呆便溏，尿少，倦怠乏力，脚肿腹水，舌淡胖，舌苔白腻，脉弦滑或满滑者，加党参12g，白术10g，茯苓9g，生苡仁12g，陈皮6g，半夏6g，大腹皮9g，石打穿12g，龙葵9g，广木香9g，了哥王10g，补骨脂10g，车前子6g等；肝肾阴虚，证见胁下胀痛，头晕目眩，心烦难寐，口干，大便干结，小便短赤，低热，形体消瘦，舌质红，脉弦细者，加北沙参15g，天冬12g，生地12g，龟板15g，生鳖甲15g，郁金9g，赤芍9g，丹皮9g；肝胆湿热，证见黄疸，发热，右胁下痛，恶心，食欲不振，口苦，口渴不多饮，大便秘结，小便短赤，舌质红，苔黄腻，脉弦滑数者，加茵陈蒿20g，生山栀12g，岩柏9g，川郁金9g，赤芍9g，生薏苡仁12g，黄芩12g，金钱草20g，生大黄6g。

⑤川楝郁金汤

功能主治：疏肝理气。主治原发性肝癌。

处方组成：八月札15g，川楝子9g，大腹皮15g，桔皮12g，桔叶12g，枳壳9g，木香9g，佛手片6g，郁金12g，莱菔子12g，水煎服。

辨证加减：湿热内蕴加蒲公英20g，垂盆草12g，白花蛇舌草20g，田基黄12g，茵陈20g，山栀10g，黄芩10g，黄连10g，石上柏12g，大青叶15g，板蓝根15g，石见穿10g，龙胆草15g，清热解毒；湿重加茯苓12g，猪苓10g，泽泻10g，冬瓜皮12g，车前子10g；阴虚加生地15g，旱莲草15g，女贞子12g，天冬12g，麦冬12g，石斛10g，沙参10g，白芍10g，龟板15g，鳖甲15g；脾虚加党参12g，白术10g，薏苡仁10g，扁豆10g，茯苓10g，皮尾参12g。

⑥健脾理气汤

功能主治：健脾理气。主治原发性肝癌。

处方组成：党参10g，白术9g，茯苓15g，甘草3g，香附9g，木香9g，陈皮9g，半夏9g，当归9g，黄芪12g，升麻6g，柴胡9g，水煎服。

辨证加减：腹胀，腹部窜痛，脉弦滑，加枳实12g，川朴9g；发热伴大汗加生石膏30g，知母12g；便秘腹胀加生芒硝12g；肝区疼加川楝子9g，延胡12g，白芍12g，甘草6g；胃纳差，恶心加神曲9g，麦芽12g，陈皮9g，竹茹9g。

处方来源：上海医科大学附属肿瘤医院，于尔辛。

⑦化瘀解毒汤

功能主治：活血化瘀，清热解毒。主治原发性肝癌。

处方组成：三棱15g，莪术15g，赤芍15g，鳖甲12g，当归12g，川芎9g，玄胡15g，丹参12g，紫草根15g，白花蛇舌草30g，半枝莲30g，蒲公英30g，猪苓15g，大黄9g，水煎服。

辨证加减：黄疸加茵陈蒿30g，栀子9g，白毛藤15g；气虚加党参15g，黄芪15g；食欲不振加麦芽30g，谷芽30g，建曲9g，鸡金9g；腹水者加泽泻30g，车前子24g，大腹皮15g。

⑧白术马兰汤

功能主治：健脾理气，清热解毒，软坚化痰。主治肝癌。

处方组成：太子参12g，珠儿参12g，炒白术12g，茯苓30g，丹皮12g，银花30g，岩柏30g，马兰根30g，牡蛎30g，夏枯草12g，炙山甲12g，炙鳖甲12g，玫瑰花9g，绿萼梅9g，天龙3条，地龙12g，八月札15g，生南星15g，水煎服。

233. 怎样认识偏方斑蝥治疗肝癌的问题

中药斑蝥烤鸡蛋是传统的治疗原发性肝癌的偏方，民间传说对肝癌有效。实际操作中是将去头、足后的斑蝥塞入鸡蛋中烤熟，只吃鸡蛋而不吃斑蝥。上世纪60年代，曾有学者观察到部分缓解的病例，因而从斑蝥中提取斑蝥毒素，希望从偏方的"有质无量"中改变成量的控制。临床观察到，斑蝥素的疗效为：从患者原发性肝癌的平均自然生存期4.5个月，提高到平均生存期8个月，而且毒性很大，血尿的发生率达94%以上。为了减轻毒性，研究人员在弄清斑蝥素的分子结构的基础上，在原结构中加入一个羟基，减轻了毒性，但并没有使生存期有所延长。由于平均生存期从4~5月延长到平均8个月，并没有给患者带来有实际意义的好处，这个项目已经废弃，不宜再做无益的尝试。

234. 怎样治疗晚期肝癌

晚期肝癌的治疗目标为延长生存期，减少痛苦，提高生存质量。从这一目标出发，应以综合治疗前提下的对症治疗为主，尽一切努力让患者减少痛苦。可以使用小剂量的化疗加中药。对于晚期患者，可能在处理并发症方面要付出更多的劳动，保证足够的营养和入水量，保证大便通畅，对于胸、腹水的患者，不宜单纯放水减压，而应以药物及食物利尿为主，可以使用生物制剂、化疗药物，或服用中药，找出适应个体的有效的方法。消除疼痛是晚期患者最需要的，按照三阶梯原则应用止痛药物，必要时提供足够的麻醉药物，不要顾虑成瘾问题，要相信对于癌症患者根本不存在成瘾的问题。

235. 原发性肝癌应怎样调养

（1）饮食调养

原发性肝癌病人中营养不均衡、营养不良是常见的。因此，增进食欲、加强营养对肝癌病人的康复十分重要。原发性肝癌日常生活中要注意营养合理，食物尽量做到多样化，不吃陈旧变质或刺激性的食物，少吃薰、烤、腌泡、油炸、过咸的食品，主食粗细粮搭配，以保证营养平衡。日常饮食要定时、定量、少食多餐以减少胃肠道的负担。要点有：

①多吃含维生素A、C、E的绿色蔬菜和水果，宜优先选用生姜、青椒、洋葱、土豆、芹菜、胡萝卜、菠菜、花菜、白萝卜、蘑菇、香蕉、草莓、猕猴桃、西红柿等有抗癌作用的蔬菜和水果。

②常吃含有抗癌作用的食物，如大豆及豆制品、大蒜、玉米、薏苡仁、牡蛎、蛤蜊、绿茶等。

③坚持低脂肪、高蛋白质、易消化食物，如瘦肉、鸡蛋及酸奶、鲜果汁、鲜菜汁。

④食物要新鲜，不吃发霉变质的食物，不吃剩饭，生吃瓜果要清洗干净。

⑤保持大便通畅，便秘病人应吃富有纤维素的食物及每天喝一些蜂蜜。

⑥食物应包括：牛奶、鸡蛋、豆浆、藕粉、果汁、菜汁、瘦肉泥等，河蟹、黄鳝、黑鱼、牛肉等也有助于升高白细胞，增强原发性肝癌患者免疫力等。

（2）生活调理

肝癌病人最重要的是心态良好，有充分的与疾病作斗争的信心，必须认识到肝癌是一种较难治疗、却相当部分的患者仍能治好的疾病，要勇敢地斗争，"不斗则忘记亡，斗则有可能存"，只要满怀信心，吸取许多经过治疗获得治愈的成功病例的经验，积极地按医生的嘱咐办，逐渐积累战果，就有可能取得最后的胜利。在治疗中或治疗后的康复阶段，一般都有乏力或腰腿酸软等体质虚弱症状。故在运动方面应适当，以慢走、散步为宜，早晚到公园打打太极拳、练练气功，均有调理身体，帮助康复的作用。即使体力较强也不宜做过于剧烈的活动。谨防肝区的碰撞，以免造成受伤出血。保持充足的睡眠，对于睡眠较差的患者，可创造良好的睡眠环境，以及睡前热水洗脚等帮助睡眠，不宜服睡眠药。不宜饮酒和吸烟，及时增减衣服，不宜到人员拥挤的地方去，以免传染感冒或其他流行病。如有不适，不要乱吃药，要在专科医生的严密监护下接受药物治疗，千万不要乱服药，有的患者相信中药无毒的说法，以为中药没有副作用，这是绝对错误的认识，尽量少用药，以减少肝脏的负担。

236. 什么是治疗用肝癌疫苗

一种被誉为"肝癌治疗的新希望"的、可用于治疗肝癌的疫苗，由上海和成都两地经过10年的研究，取得了成果。上海制备的一种能"教会"人体免疫系统识别并杀伤肿瘤细胞的肝癌疫苗，日前被美国商标专利局授予发明专利。国家食品药品监督管理局同时批准这一治疗性疫苗进入二期临床研究。生物学家说，这标志着我国在肿瘤疫苗制备和单克隆抗体应用研究方面取得重要成果。这一新型疫苗由上海市动物细胞工程技术研究重点实验室和第二军医大学国际合作肿瘤研究所共同组建的"国际合作创新团队"研制。这是中国首次拥有了在美国、澳大利亚等多个国家取得专利授权的自主创新"双功能抗体制备肿瘤疫苗"。

专家说，该疫苗可望给广大肿瘤病人带来生的希望，因为它兼具了肿瘤疫苗和单克隆抗体的优点。

这种肿瘤疫苗是采用细胞融合技术，将病人身体中的肿瘤细胞与抗原提呈细胞进行"杂交"，制备出可广泛应用于恶性肿瘤治疗的高免疫原性肿瘤细胞疫苗。在国外进行的临床研究表明，这种疫苗能够有效治疗和控制肿瘤的转移和复发，并且能克服化学药物治疗和放射疗法的毒副作用，因而具有广阔的前景。而单克隆抗体是国际生物新药开发的主导方向，具有靶向性、特效性和低毒性等特点，能够用于抗肿瘤、抗感染和自身免疫性疾病的治疗。

第10章　转移性肝癌

237. 什么是转移性肝癌

转移性肝癌系由全身各脏器的癌肿转移至肝脏而形成。由于肝脏接受肝动脉和门静脉双重血供，血流量异常丰富，全身各脏器的恶性肿瘤大都可转移至肝脏。在原发性肝癌发病率低的区域，如北美和西、北欧等地，继发性肝癌的发病率相对较高，为原发性肝癌的13～64倍，中国则二者较为接近。早期主要为原发病灶的症状，肝脏本身的症状并不明显，大多在原发癌术前检查、术后随访或剖腹探查时发现。随着病情发展，肝脏的肿瘤增大，肝脏的症状才逐渐表现出来，如肝区痛、闷胀不适、乏力、消瘦、发热、食欲不振及上腹肿块等。晚期则出现黄疸、腹水、恶病质。也有少数患者（主要是来源于胃肠、胰腺等）肝转移癌症状已很明显，而原发病灶还隐匿不显。当原发癌灶比较隐匿时，继发性肝癌有时与原发性肝癌不易区别，亚临床期继发性肝癌的早期诊断较为困难。近年来的资料表明，继发性肝癌如能早期发现并及时治疗，采取外科手术切除，可获得痊愈或延长生命的明显疗效，所以，对继发性肝癌的诊断、治疗应持积极态度。

238. 癌细胞为什么会转移

癌症多可向周围组织直接浸润，或侵入淋巴管、血管及体腔，之后癌细胞随淋巴液、血液及各种腔道转移至远处。癌细胞的浸润及转移主要取决于其本身的恶性生物学特性及机体免疫状态。癌细胞具有阿米巴样的活动能力，能自主地向周围组织浸润和运动；癌细胞之间黏附力下降使其具有容易脱落的倾向，也可增加转移的机会；癌细胞能高度表达某些黏附分子整合素，可赋予癌细胞迁移的动力，使其易于穿透基底膜；机体某些黏附分子也有助于癌细胞在转移脏器中的滞留；癌细胞表面蛋白水解酶活力的增高，也有利于其浸润和转移。由于癌症患者大多存在机体免疫功能低下，不能有效识别和杀伤转移的癌细胞，一旦癌细胞在远处脏器停留，可释放多种生长因子及其受体，如血管内皮细胞生长因子，使癌细胞自主性地无限制生长。癌细胞的这种恶性生物学特性与其所携带的遗传信息，如DNA倍体有一定关系，异倍体的癌细胞较二倍体的癌细胞更易发生转移。肝脏由于本身解剖及血供的特点，可能更易给多种癌细胞提供滞留的生长空间和营养来源。

239. 转移性肝癌的转移途径有哪些

人体各部位的肿瘤转移至肝脏的途径有门静脉、肝动脉、淋巴通路和直接浸润4种。

（1）门静脉转移：凡血流汇入门静脉系统的脏器，如食管下端、胃、小肠、结、直肠、胰腺、胆囊及脾脏等的恶性肿瘤，都可循门静脉转移至肝脏，这是原发癌播散至肝脏的重要途径。有研究证实，门静脉的血流存在分流现象，即脾静脉和肠系膜下静脉的血流主要进入左肝，而肠系膜上静脉的血流主要汇入右肝，这些门静脉所属脏器的肿瘤会因不同的血流方向转移至相应部位的肝脏。但临床上这种肿瘤转移的分流情况并不明显，而以全肝散在性转移多见。其他如子宫、卵巢、前列腺、膀胱和腹膜后组织等部位的癌肿，可通过体静脉或门静脉的吻合支转移至肝；也可因这些部位的肿瘤增长侵犯门静脉系统的脏器，再转移至肝脏；或先由体静脉至肺，然后再由肺到全身循环而至肝脏。

（2）肝动脉转移：任何血行播散的癌细胞都可循肝动脉转移到肝脏，如肺、肾、乳腺、肾上腺、甲状腺、睾丸、卵巢、鼻咽、皮肤及眼等部位的恶性肿瘤，都可经肝动脉而播散至肝脏，而且转移至肝脏者也较常见。

（3）淋巴通路转移：盆腔或腹膜后的癌症可经淋巴管至主动脉旁和腹膜后淋巴结，然后由于前面的阻塞而逆流至肝脏。消化道癌也可经肝门淋巴结循淋巴管逆行转移到肝脏。乳腺癌或肺癌也可通过纵隔淋巴结而逆行转移到肝脏，但此转移方式较少见。临床上更多见的是胆囊癌沿着胆囊窝的淋巴管转移到肝脏。

（4）直接浸润：肝脏邻近器官的癌肿，如胃癌、横结肠癌、胆囊癌和胰腺癌等，均可因癌灶与肝脏粘连，由癌细胞直接浸润而蔓延至肝脏，右侧肾脏和肾上腺癌肿也可以直接侵犯肝脏。

240. 哪些癌容易转移到肝脏

1983年，有研究者报道94 556例尸检中，19 208例有恶性肿瘤，其中38%有肝转移。根据上海第一医学院150例尸检转移性肝癌，其原发部位的发生率依次为：腹部（包括胃、胰、胆、肠）占30%，造血系统占29.3%，胸部肿瘤（包括肺、食管）占18.7%；其余依次为泌尿系、女性生殖系统、头颈部、乳腺、软组织等。有一组研究报道的503例转移性肝癌的原发肿瘤涉及26个部位、28种组织学类型，以原发于肺者最多见（22.07%），其次来自鼻咽者18.89%，大肠癌和乳腺癌分别为17.89%和9.94%，按系统分，呼吸41.55%、消化38.57%、泌尿及生殖16.50%、血液1.79%、其他1.59%。根据其他临床资料的报道，约2/3继发性肝癌来自腹腔内癌肿，依次为胃、胰腺、结直肠、胆囊、肾、卵巢；另有一组报道：54.1%来自结直肠癌；其余1/3多来自肺、鼻咽、乳腺、软组织等，但临床上尚有一些原发灶不明者。根据美国两所医院尸检发表的2 737例继发性肝癌情况，有类似的分布结果，可见在西方国家继发性肝癌也相当多见。

241. 怎样诊断转移性肝癌

转移性肝癌的临床表现与原发性肝癌相似，但因没有肝硬化作为基础，常较后者发展缓慢，症状也较轻。早期主要为原发灶的症状，肝脏本身的症状并不明显，大多在原发癌术前检查、术后随访或剖腹探查时发现。随着病情发展，肿瘤增大，肝脏的症状才逐渐表现出来，如肝区痛、闷胀不适、乏力、消瘦、发热、食欲不振及上腹肿块等。晚期则出现黄疸、腹水、恶病质。也有少数患者（主要是来源于胃肠、胰腺等）肝转移癌症状明显，而原发病灶隐匿不显。

转移性肝癌的影像学检查：超声显像多呈现增强回声；CT 表现为混合不匀的等密度或低密度，典型的表现为病灶中心为低密度，边缘为高密度强化，最外层密度又低于肝实质，就像牛的眼睛，称为"牛眼征"；但超声显像的低限直径约为 2cm。因此，早期肝转移多呈阴性，待增至一定大小始出现阳性结果。根据选择性肝血管造影的检测，可检出病灶直径的低限约为 1cm，核磁共振（MRI）检查肝转移癌常显示信号强度均匀、边清、多发，少数有中央点状钙化或点状强化的环形强化病灶的所谓"靶征"，或有时肿瘤周围在 T2W1 加权像中表现呈高信号环的所谓"亮环征"。但这些检查一般在原发病的检查时已经做了常规检查，目的就是为了发现或除外转移性肝癌而设置的检查项目。因此，早期肝转移癌多呈阴性，都要等待增至一定大小始出现阳性结果。已有临床表现者，各项定位诊断方法的阳性率可达 70% ~ 90%。

实验室检查：90% 以上继发性肝癌病人，肿瘤标记物 AFP < 25μg/L，但少数来自胃、食管、胰腺及卵巢等的肝转移则可测得低或高浓度 AFP。亚临床期继发性肝癌常无酶学异常，已有临床表现者多伴有碱性磷酸酶（ALP）、谷氨酰基转移酶（γ—GT）升高，但无助于肝转移癌的直接诊断。而癌胚抗原（CEA）升高有助于肝转移癌的诊断，结直肠癌肝转移时 CEA 阳性率高达 60% ~ 70%。

对于有临床表现者，可根据以下各点做出诊断：

（1）有原发癌病史或具有肝区肿瘤临床表现者；

（2）无明显的其他肝功能异常而出现上述酶学阳性；

（3）影像检查提示实质性肝占位病变，多为散在或多发；

（4）腹腔镜或肝穿刺证实；

（5）原发病手术探查时发现肝有转移。在临床上有时可遇到原发灶不明的转移性肝癌，只有转移灶的表现，诊断要依靠病理，反过来寻找原发病灶。

242. 转移性肝癌怎样进行鉴别诊断

转移性肝癌主要应与下列疾病鉴别。

（1）与原发性肝癌鉴别，原发性肝癌的特点有：

①多有肝病的基础，乙肝或丙肝标志物常阳性；

②常伴肝硬化；

③血 AFP 常明显升高；

④B 超常显示实质不均质光团，部分伴有晕圈；

⑤彩超常显示丰富的血流，可测及动脉频谱，阻力指数常＞0.60；

⑥CT 增强扫描的动脉相常显示增强效应，但静脉相增强效应减弱，呈现"快进快出"的特点；

⑦门静脉癌栓几乎是原发性肝癌的特征性征象。

（2）与肝海绵状血管瘤鉴别，肝海绵状血管瘤的特点有：

①发展慢，病程长，临床表现轻；

②乙肝与丙肝标志物常阴性；

③CEA、AFP 均阴性；

④B 超多为强回声光团，内有网状结构；

⑤彩超检查并不显示丰富的彩色血流，少见动脉频谱；

⑥CT 增强扫描可见造影剂填充，周边向中心蔓延，延迟仍为高密度；

⑦肝血池扫描阳性。

（3）与肝脓肿鉴别，肝脓肿的特点有：

①常有肝外（尤其胆道）感染病史；

②常有寒战、高热；

③常有肝区疼痛，体检可有肝区叩击痛；

④血白细胞总数及中性粒细胞数常增高；

⑤B 超可表现低回声占位，有时可见液平；

⑥CT 可见低密度占位，注射造影剂后无增强现象；

⑦必要时行肝穿刺检查，有时可抽得脓液。

243. 转移性肝癌的治疗有哪些方法

转移性肝癌的治疗已有较大进展。由于随访制度的完善，新的影像检查技术的应用和肿瘤标记物的检测，继发性肝癌患者获得早期诊断和早期治疗的机会增多，其生存率得到了相应的提高。在治疗继发性肝癌的同时，需结合原发癌灶的治疗。目前治疗方法有手术切除、化疗、靶向药物治疗、肝动脉栓塞化疗、生物治疗以及中医中药治疗等，将分别介绍于下。

244. 什么是转移性肝癌的肝切除术

肝切除手术是转移性肝癌的主要治疗手段。除类癌外，在没有肝外转移的情况下，应尽可能切除所有可见的肝转移病灶。结、直肠癌肝转移是最好的手术适应证。此外，肾胚胎瘤、平滑肌肉瘤及视网膜黑色素瘤的继发性肝转移，经肝切除后也有较好的疗效。不同的手术方式，术后生存期不尽相同。1982 年 Logan 等统计肝脏楔形切除，或局部切除后平均生存期为 45 个月，左肝叶或右肝叶切除为 24 个月，右半肝切除仅 11 个月。同年，Rafpal 主张肝切除距离肿瘤需在 2cm 以上，否则宁可选择肝叶切除而不做局部切除。他报道 14 例切缘 <2cm 的中位生存期为 25 个月，另 14 例切缘 >2cm 者为 51 个月。1984 年 Forther 将继发性肝癌分为 3 期：Ⅰ 期者肿瘤局限于肝切除部分；Ⅱ 期者肿瘤有局部扩散或直接侵犯较大血管或胆管；Ⅲ 期者有淋巴结、腹腔或远处转移。Ⅰ 期患者的术后生存期较 Ⅱ、Ⅲ 期者明显延长。总之，有 20% ~ 30% 的患者肝切除后可延长生存期并改善生活质量。因此，若无禁忌证，继发性肝肿瘤局部切除术应视为首选的治疗方法，切缘距离肿瘤至少 2cm。如继发性肝癌较大，可在结、直肠癌切除术后 4 ~ 6 周进行肝切除。

245. 转移性肝癌的肝动脉灌注化疗

1950 年，Bterman 等首创肝动脉灌注化疗（HAI），但这一疗法直至 70 年代由于操作技术日臻完善，并发症明显减少而被广泛采用。但是所用药物的选择、适应证以及给药方案等问题仍无定论。目前认为 HAI 可用于不能切除的、无肝外病变或肝外病变较小的肝转移癌患者。禁忌证为肝肿瘤病变广泛，伴有黄疸、腹水或一般情况较差者。如有骨转移和中枢神经系统症状，则属绝对禁忌。由于大多数肝转移癌几乎都没有症状，或有症状亦较轻微，故应将延长生存期作为 HAI 治疗是否成功的主要目标。

HAI 疗法的理论基础是在解剖学上观察到大多数肝转移癌系由肝动脉供血的，因此 HAI 有可能选择性地杀伤肿瘤细胞。结、直肠癌肝转移常用的较为有效的抗癌药物是 5- 氟尿嘧啶（5-FU）和氟尿核苷（FUDR），两者都是细胞周期特异性药物，长期持续给药较间断给药能获得更好的疗效。HAI 的优点是全身的不良反应少，但有肝毒性反应。除引起黄疸和肝功能损害外，尚有迟发性胆汁性肝硬化的报道。

导管的操作也有讲究：经腹插入动脉导管的操作，可观察肝转移病变的全貌，置管位置准确，固定牢靠；而经皮穿刺的导管容易滑脱，药物灌注不够充分和欠满意，可能引起胃肠刺激反应，同时也易发生感染。1972 年 Biackshear 等应用了植入式灌注泵装置后，因导管引起的并发症发生率明显减少得到推广，近年来这方面的进步很大。

246. 转移性肝癌的化疗还有哪些途径

转移性肝癌明显具有原发病灶的许多特性，当转移到肝脏后，某些特性较原发肿瘤可有改变，但选用原发肿瘤有效的药物，多数仍然有效。20 世纪 50 年代已开始应用 5- 氟尿嘧啶（5-FU）经周围静脉给药进行全身化疗，治疗结直肠癌肝转移，平均缓解率虽为 15% ~ 20%，但不能延长生存期。此后尚有使用亚硝基脲和丝裂霉素的报道。Mo-ereri 等（1975）联合应用甲基洛莫司汀、长春新碱和氟尿嘧啶（MOF 方案），缓解率提高到 43%。Lavin 等（1980）分析了 1314 例晚期结直肠癌患者，其中 73% 有肝转移，经用各种不同的联合用药分组治疗，结果发现各组间的缓解率和生存期均无明显差异，最佳联合用药组的疗效并不优于静脉或口服氟尿嘧啶组。

口服 5- 氟尿嘧啶（5-FU）曾被认为是一种较好的给药途径。但是后来的研究将其与静脉注射5-氟尿嘧啶（5-FU）做了对照研究，结果证实静脉组还有相对较长的生存期。口服氟尿嘧啶由于胃肠道的吸收度差异较大，血中药物浓度不够稳定因而影响疗效。近年提出腹腔内注射氟尿嘧啶治疗肝转移癌，可使门静脉血的药物浓度超出体循环的3~4倍，且滞留于腹腔的氟尿嘧啶因清除较慢，注射剂量的30%~100%可进入门静脉血循环中。这种给药方法是否有利于肝肿瘤的腹腔内转移癌的治疗，有待更多的研究。

乳腺癌肝转移目前仍主张全身化疗，过去以多柔比星最有效，缓解率可达25%~30%，如联合用药可进一步提高到50%。胃癌肝转移过去多用氟尿嘧啶、多柔比星和丝裂霉素（FAM方案）联合治疗，缓解率25%~30%。化疗对非小细胞肺癌肝转移有较高的缓解率，而对来自黑色素瘤者略低。但近年来这些药用的少了，现在最多用的是多西他赛，卡培他滨等。

近年来靶向治疗药物的问世，为转移性肝癌提供了新的药物。如多吉美用于肝转移癌的治疗，收到一定的疗效，这可能与多吉美（索拉非尼）是一种新型多靶点抗肿瘤药物有关，它具有双重的抗肿瘤作用，一方面通过抑制信号传导通路直接抑制肿瘤生长，另一方面通过抑制血管内皮生长因子（VEGF）和血小板衍生生长因子（PDGF）受体而阻断肿瘤新生血管的形成，间接地抑制肿瘤细胞的生长。其他的靶向药物可根据原发肿瘤的有效药物选择，如胆管癌的肝转移癌可选择安体舒。

20世纪80年代初，有人应用降解淀粉微球暂时阻断肝小动脉毛细血管通道，再经肝动脉注射卡氮介，提高肝肿瘤局部药物的浓度，减少药物外逸至体循环。Kato等（1981）应用含丝裂霉素C的降解乙基纤维素微球，同时具有阻塞肝小动脉分支和缓释药物的作用。这种栓塞化疗方法虽较合理，但常因肿瘤与正常肝组织之间存在动静脉瘘分流而影响疗效。Looney等（1979）试验动脉灌注治疗18例结直肠癌肝转移患者，中位生存期为8个月，其中2例死亡与治疗有关。再手术或尸检时肉眼观察发现肿瘤消失者4例，其中1例死于肝坏死。由于本疗法并发症的发生率和病死率均较高，应用受到一定限制。此外Grady（1979）应用镱微球经肝动脉注射作为内照射治疗25例患者，其中17例症状缓解，3例因此疗法死亡。虽然各种去动脉疗法均可因肝肿瘤有明显的动脉供血而获得疗效，但是Ekberg等（1986）报道结直肠癌肝转移患者经暂时性去动脉疗法后，长期持续经肝动脉灌注氟尿嘧啶的疗效反而不及单用氟尿嘧啶者。近年来，第二军医大学东方肝胆外科医院应用肝动脉化疗栓塞结合无水乙醇局部注射治疗肝转移癌取得了一定的疗效。

一种针对肝脏的辅助化疗，已用于原发癌根治术后有可能复发者、已知抗癌药物确实有效或复发时治愈的机会较小，以及所有辅助疗法无不良反应者。大多数患者术后不需要使用辅助性化疗。Ⅰ期（Ducks A期）和Ⅱ期（Ducks B期）的结直肠癌，术中常规做肠系膜和主动脉旁淋巴结活检，对指导是否使用辅助性化疗有所帮助。虽然肝脏是结、直肠癌切除后常见的转移器官，但发生肝脏转移者仅占复发者的1/4，针对肝脏进行辅助化疗只能延长部分复发者的生存期，因此有必要根据具体情况选择性应用化疗。

Taylor等（1979）在结、直肠癌切除后立即经门静脉持续灌注氟尿嘧啶，每天1g，共7天。平均随访期27个月后发现治疗组43例中有2例肝转移（5%），对照组47例中有13例肝转移（28%），两组有明显差异。此项研究虽然令人鼓舞，但是由于两组不是严格对照的随机研究，且随访时间较短，尚不能做出肯定的结论。结、直肠癌辅助性化疗的主要问题是缺少有效的抗癌药物。近年来主张对有适应证者长时间用氟尿嘧啶做辅助性化疗，并已证实对部分Ⅲ期（Ducks C期）直肠癌确能明显延长生存期。Higginb等（1984）报道应用5-氟尿嘧啶（5-FU）和甲基洛莫司汀（环己亚硝脲，Me-CCNU）对切除结、直肠癌标本中有1～4个淋巴结阳性患者做辅助性化疗，能明显延长部分患者的生存期。目前已知有多种氟尿嘧啶的增效药物，作用各不相同，但均系在细胞代谢水平上影响氟尿嘧啶对肿瘤细胞的杀伤作用，如羟基脲（Hydroxyurea）可使肿瘤细胞同步化，定期给予甲氨蝶呤能增加细胞内氟尿嘧啶的积聚。胸腺嘧啶能降低氟尿嘧啶的代谢，别嘌醇可减少氟尿嘧啶的毒性反应，N-磷酸乙酰-L-天冬氨酸（N-Acetyl-L-aspartic acid）有协同抑制嘧啶合成的作用。Torobian等（1984）报道间断应用全静脉高营养能改变肿瘤细胞的代谢，增强甲氨蝶呤和多柔比星（阿霉素）的疗效。增加肿瘤组织内的相关药物浓度，以改进治疗指数的方法。有用抗体或脂质体做导向治疗、用减毒化合物特异性阻断药物的毒性反应或刺激骨髓增生，以及充分发挥全植入式药物释放系统（DDS）的作用等。Order等（1980）用放射性核素碘标记抗CEA和抗铁蛋白单抗做肿瘤导向治疗。Uozmi等（1982）报道双途径灌注化疗，即经肿瘤供血动脉灌注抗癌药物，同时经周围静脉给解毒药。改进区域性全植入式药物释放系统可借助于减缓肿瘤的供血流速，而增加每次给药的浓度。方法有加做肝动脉结扎、输注降解微球阻断供血动脉、用有球囊的导管装置以及用血管收缩药如肾上腺素、血管紧张素或加压素等。尚有用含药的非降解微球或经肝动脉输注碘化油等。肝脏隔离灌注技术是在最大限度释放抗癌药物到达肝脏的、同时最低限度地减少药物向体循环泄漏的方法。此法虽已有临床应用的报道，但是与区域性灌注同样都受到肝脏毒性的限制，亦不能用于治疗肝外的病变。联合药物与高温并用疗法目前仍处于试验发展阶段。目前有一系列的离子亲和药物如甲硝唑等作为放射增敏剂应用于临床，其原理是在坏死的肿瘤细胞和氧供良好的肿瘤细胞之间、存在有对放射线不敏感的、低氧供的肿瘤细胞，这些细胞仍有增生分裂的能力，如用增敏剂后则有被放射杀伤的可能性。此外，甲硝唑结合射频高温和肝动脉灌注抗癌药物疗法，目前仍处于临床试用阶段。今后治疗继发性肝癌最重要的研究方向仍期待于筛选出更多有效的抗癌药物。

247. 转移性肝癌的其他治疗有哪些

转移性肝癌的中医中药治疗：中医治疗讲究从脏象和经络出发，施行辨证施治，所以治法与原发性肝癌相似，可以参照原发性肝癌的治疗。

转移性肝癌的物理治疗：对于肝脏转移癌数较少的患者，可以考虑选用伽马刀、X线刀、超声聚焦刀等治疗。

248. 什么情况下需要进行肝移植手术

一般地说，患有内、外科常规方法不能治愈的肝病，预计在短期内可能死亡，同时尚能耐受手术者，均适合做肝移植手术。肝移植手术的主要适应证如下：

（1）良性终末期肝病：肝炎后肝硬化，酒精性肝硬化，继发性胆汁淤积性肝硬化，原发性胆汁淤积性肝硬化，慢性进行性肝炎，包括乙肝、丙肝等慢性活动性病毒性肝炎，自身免疫慢性活动性肝炎和药物性肝炎。硬化性胆管炎、急性或亚急性肝功能衰竭、Budd-Chiari综合征、多囊肝、初次肝移植失活、严重的遍及两肝的肝内胆管结石、自身免疫性肝病、终末期肝硬化。

（2）肿瘤类疾病：巨大肝血管瘤、多发性肝腺瘤、肝细胞性肝癌、胆管细胞癌、肝血管内皮癌、平滑肌肉瘤、继发性肝癌。

（3）先天性、代谢性肝病：先天性胆道闭塞、肝豆状核变性、肝内胆管囊状扩张症、糖原累积综合征、α1-抗胰蛋白酶缺乏症、酪氨酸血症等。

我国的肝移植手术效果已达国际领先水平。根据我国是肝炎大国的现状，终末期肝硬化肝移植、肝脏移植治疗暴发性肝衰竭（肝坏死）有极大的发展空间。临床结果证实，肝移植将明显提高这类病人的存活机会，将成为目前唯一有效地抢救这类病人的手段。

从存活率的计算结果来看，暴发性肝坏死的病人不如选择性病人高。因为这类病人的移植是在紧急情况下进行的，时间余地很小，有时不得已要应用ABO血型不匹配或体积不匹配的供肝。对于同时存在的肝性脑病者也影响病人的存活。乙型肝炎病毒抗原阳性的病人，移植后肝炎可能复发，但其中大部分可以得到痊愈，而且不会发展为慢性活动性肝炎。

非乙非丙型暴发性肝炎一般不会在移植肝复发。暴发性乙型肝炎肝移植后1年存活率与暴发性非乙非丙型肝炎接近，近年来明显提高，为80%～90%。